药物检验基础

陈行辉　韩　梅　姜　俊◎著

世界图书出版公司

广州·上海·西安·北京

图书在版编目（CIP）数据

药物检验基础 / 陈行辉，韩梅，姜俊著. -- 广州：
世界图书出版广东有限公司，2020.10
　ISBN 978-7-5192-7978-3

　Ⅰ. ①药… Ⅱ. ①陈… ②韩… ③姜… Ⅲ. ①药物一
检验－高等职业教育－教材 Ⅳ. ①R927.1

　中国版本图书馆 CIP 数据核字 (2020) 第 200129 号

书　　名	药物检验基础
	YAOWU JIANYAN JICHU
著　　者	陈行辉　韩　梅　姜　俊
责任编辑	曹桔方
特约编辑	樊建凤
装帧设计	博健文化
责任技编	刘上锦
出版发行	世界图书出版有限公司　世界图书出版广东有限公司
地　　址	广州市新港西路大江冲 25 号
邮　　编	510300
电　　话	020（84460408）
网　　址	http：//www.gdst.com.cn
邮　　箱	wpc_gdst@163.com
经　　销	各地新华书店
印　　刷	河北文盛印刷有限公司
开　　本	787mm×1092mm　1/16
印　　张	10
字　　数	209千字
版　　次	2020年10月第1版　　2020年10月第1次印刷
国际书号	ISBN 978-7-5192-7978-3
定　　价	88.00 元

前　言

　　化学、物理学、生物学、解剖学和生理学的兴起，促进了药学的发展，主要标志就是学科分工越来越细，药学发展成为一门独立的学科，并与其他学科互相渗透。药学主要研究和药物相关的学问，从最开始的药物研究、开发，到生产、加工，以及最后的流通、使用，只要是和"药"相关的所有过程，都属于药学的研究范畴。药学检验技术是一门实践性极强的专业课程，是培养具备药学学科基础理论、基本知识和实验技能，能在药品生产、检验、流通、使用和研究与开发领域从事鉴定、药物设计、一般药物制剂及临床合理用药等方面工作的高级科学技术人才的学科。现代医学院校药物检验专业一般设有药学、中药学、医学检验技术、食品营养与检测等四个专业，是药学教学体系的重要组成部分。

　　鉴于此，本书围绕"药物检验基础"展开研究，以药理学分析、药剂学分析、药物化学分析、药物分析学分析为切入点，重点探讨中药学基础、现代医学检验技术、卫生检验与检疫技术、药学检验技术等内容。

　　本书结构严谨，内容翔实，通俗易懂，结构合理，集权威性、科学性、实用性于一体，对医学发展具有一定的推动作用。全书注重知识的应用性、系统性、拓展性的有机结合，可作为高等职业院校生物制药技术、中药学、药品检验、药学等专业的教材。

　　在撰写本书的过程中，得到了许多专家、学者的帮助和指导，在此表示诚挚的谢意。由于水平有限，加之时间仓促，书中所涉及的内容若有疏漏之处，希望各位读者多提宝贵意见，以便笔者进一步修改，使之更加完善。

目 录

第一章 药学基础概述

第一节 药理学分析

一、药品不良反应

（一） 药品不良反应的类别划分

药品不良反应指合格药品在正常用法、用量下出现的与用药目的无关的或意外的有害反应。药品不良反应的分类如下：

1. **按传统药品不良反应分类**

（1）A 型：与用药剂量有关，一般容易预测，发生率较高，死亡率较低，如普萘洛尔导致的心脏传导阻滞，抗胆碱药物引起口干。

（2）B 型：与用药剂量无关，一般难以预测，发生率较低，死亡率较高，包括特应性——特异质反应和药物变态反应，如某些药物引起的血细胞减少症和一些自身免疫病如急性肾小球肾炎、红斑狼疮。

（3）C 型：与药物本身药理作用无关的异常反应，一般在长期用药后出现，潜伏期较长，药品和不良反应之间无明确时间关系。背景发生率高、用药史复杂、难以用试验重复、发生机制不清，有待进一步研究和探讨，如非那西丁导致间质性肾炎、抗疟药导致视觉毒性。

（4）D 型：延迟反应，不依赖药物剂量，如致癌、致畸、致突变。

2. **按药品不良反应的性质分类**

根据治疗目的、用药剂量大小或不良反应严重程度，药品不良反应可分为以下类别：

（1）副作用：药品按正常用法、用量使用时所出现的与药品的药理学活性相关，但与用药目的无关的作用。

（2）毒性作用：由于患者的个体差异、病理状态或合用其他药物引起敏感性增加，在治疗剂量下使用药物造成某种功能或器质性损害。

（3）后遗效应：停药后血药浓度已降至阈浓度以下时残存的药理效应。

（4）首剂效应：一些患者在初服某种药物时，由于机体对药物作用尚未适应而引起不可耐受的强烈反应。

（5）继发反应：由药物的治疗作用引起的不良后果，又称治疗矛盾，不是药物本身的效应，而是药物主要作用的间接结果。

（6）变态反应（超敏反应）：药物或药物在体内的代谢产物作为抗原刺激机体而发生的不正常的免疫反应。这种反应的发生与药物剂量无关或关系甚少，治疗量或极少量时都可发生。临床主要表现为皮疹、血管神经性水肿、过敏性休克、血清病、哮喘等。

（7）特异质反应（特异性反应）：因先天性遗传异常，少数患者用药后发生与药物本身药理作用无关的有害反应。该反应和遗传有关，与药理作用无关。大多是由于机体缺乏某种酶，药物在体内代谢受阻所致的反应。

（8）依赖性：反复地（周期性或连续性）用药所引起的人体心理上或生理上或两者兼有的对药物依赖状态，表现出一种强迫性地要连续或定期用药的行为和其他反应。

（9）停药反应：一些药物在长期使用后，机体对这些药物产生了适应性，若突然停药或减量过快易使机体的调节功能失调而发生功能紊乱，导致病情或临床症状上的一系列反跳回升现象和疾病加重等。

（10）致癌、致畸、致突变：药物引起的三种特殊毒性，均为药物和遗传物质或遗传物质在细胞的表达发生相互作用的结果。

3. 按最新药品不良反应分类

药品不良反应新的分类：新分类法包括了原来无法归类的给药方法和赋形剂的继发反应，共有 A~H 和 U 九类，见表1-1。

表1-1　药品不良反应新的分类

分类	定义	特点
A类反应（扩大反应）	与剂量相关，最常见	由各种药动学和药效学因素决定
B类反应（过度反应或微生物反应）	促进某些微生物生长引起的不良反应	可预测，作用于微生物而不是人体

分类	定义	特点
C 类反应（化学反应）	由药物化学性质或赋形剂引起的不良反应	严重程度主要与所用药物的浓度而不是剂量有关。以化学刺激为基本形式
D 类反应（给药反应）	由药物特定的给药方式引起的不良反应	不依赖于制剂成分的化学或药理性质，而是因剂型的物理性质和（或）给药方式而发生。若改变给药方式，不良反应即可停止
E 类反应（停药反应）	停止给药或剂量突然减小后发生的不良反应	大多与给药时程有关，而不是与剂量有关
F 类反应（家族性反应）	由家族性遗传疾病引起的不良反应	由家族性遗传疾病（或缺陷）决定
G 类反应（基因毒性反应）	一些药物能损伤基因，引起致癌、致畸等不良反应	有些是潜在的致癌物或遗传毒物，有些在胎儿期即可导致遗传物质受损
H 类反应（变态反应）	类别很多，不能由药理学预测，与剂量无关	
U 类反应（未分类反应）	机制不明	药源性味觉障碍、辛伐他汀的肌肉反应和吸入性麻醉药引起的恶心、呕吐等

（二） 导致药品不良反应发生的因素

1. 药物因素

（1）药理作用：这是药物的共同特性，往往与药物对机体效应器（即药物作用于机体的器官或受体）的选择性不强有关，如应用氯丙嗪治疗精神分裂症时出现帕金森综合征，是由于它在阻断边缘系统的多巴胺受体时，又阻断了纹状体的多巴胺受体，而产生以震颤为主的症状，如刻板式的运动障碍。

（2）方法和剂量的影响：熟悉药物的给药方法和治疗剂量可减少不良反应的发生；反之，会加重药物的不良反应。静脉滴注或肌内注射庆大霉素治疗胃肠道感染，可出现对肾和脑神经的损害，随使用剂量的加大，不良反应加重，而口服庆大霉素也可治疗胃肠道感染，却可避免肾损害。

（3）药物相互作用：多种药物合用时，有的药物可影响另一药物的吸收、分布、代谢、排泄，使药效发生变化而产生毒性作用。据资料报道，两药并用，不良反应发生率为4.2%，6~10 种药物并用，则不良反应发生率增至 7.4%。

（4）药品质量：药品在生产、运输、保存过程中，混入杂质或受到污染，而引起严重的不良反应，如青霉素中聚合物（青霉烯酸、青霉噻唑等）是致敏物（半抗原）。

（5）药物的剂型和赋形剂：药物的剂型不同则生物利用度和血药浓度不同，如血药浓度增加过快，可出现不良反应。此外，赋形剂的改变亦可引起不良反应的发生，有时可产生严重不良反应。

2. 机体因素

（1）种族的差异：人种不同，对药物敏感程度不同，如对于甲基多巴所致溶血性贫血，不同种族发生率不同，高加索人直接抗人球蛋白试验有15%阳性，而中国人、非洲人均不发生阳性反应。

（2）性别：氯霉素和保泰松致粒细胞缺乏症的发生率，女性远远高于男性。

（3）年龄：老年人排泄药物较慢，老年人的血浆蛋白含量较低，结合药物的能力也有所降低，药物的血浆半衰期延长，则血浆中有活性的游离药物增加、药效增加，易发生不良反应。60岁以下者，药物不良反应发生率为6.3%；60岁以上者为15%。此外，婴幼儿代谢和排泄药物功能不全，因而对药物的敏感性较高，不良反应发生率较高。

（4）病理状态：肝、肾功能不全，不利于药物的代谢和排泄，从而使药物血药浓度增高、作用时间延长，药物不良反应的发生率亦增高，甚至可发生严重后果。

二、药物滥用与依赖性

（一）药物滥用

（1）药物滥用：国际上通用的术语，是指非医疗目的地使用具有致依赖性潜能的精神活性物质的行为。

（2）药物滥用与不合理用药的区别，见表1-2。

表1-2 药物滥用及不合理用药

	药物滥用	不合理用药
用药目的	非医疗目的地使用具有致依赖性潜能的精神活性物质的行为	临床治疗过程中用药适应证选择不当或无明确适应证、剂量过大或疗程过长，或配伍不合理等药物误用行为
用药种类	精神活性物质	一般药品
后果	产生药物依赖性，出现异常的觅药与用药行为	不仅未获预期效果，反而可能出现药物有害反应

（二） 药物依赖性

药物依赖性是由药物与机体相互作用造成的一种精神状态，有时也包括身体状态，用药者表现出一种强迫性地要连续或定期使用该药的行为和其他反应，目的是要去感受它的精神效应，有时也是为了避免停药引起的不适，可以发生或不发生耐受。用药者可以对一种以上的药物产生依赖性。药物依赖性可以分为以下方面：

（1）躯体依赖性：主要是机体对长期使用依赖性药物所产生的一种适应状态，包括耐受性和停药后的戒断症状。

（2）精神依赖性：指药物对中枢神经系统作用所产生的一种特殊的精神效应，表现为对药物的强烈渴求和强迫性觅药行为。

（3）交叉依赖性：人体对一种药物产生躯体依赖性时，采用另一种性质相似的药物，原来状态仍旧存在。两药物间所有药理作用均可相互替代，也可能仅表现为两药物的部分药理作用间的交叉依赖。

三、药物的作用与量效关系

（一） 药物的作用

1. 药物的一般作用

（1）药物的一般作用内容。局部作用：在用药部位发挥治疗作用；全身作用：药物经吸收进入血液循环，分布到机体有关部位后再发挥作用。

（2）药物的一般作用结果。药理效应是药物作用的结果，是机体反应的表现。药理效应是机体器官原有功能水平的改变，功能提高的称为兴奋，功能降低的称为抑制。如肾上腺素升高血压，呋塞米增加尿量均属兴奋；阿司匹林退热和吗啡镇痛均属抑制。药理效应与剂量在一定范围内成比例，这就是剂量-效应关系。由于药理效应与血药浓度的关系较为密切，故在药理学研究中更常用浓度-效应关系。

2. 药物的治疗作用

（1）对因治疗。用药后能消除原发致病因子，治愈疾病的药物治疗。如抗生素杀灭病原微生物，铁制剂治疗缺铁性贫血、补充体内营养，青霉素治疗肺炎链球菌肺炎，氯喹治疗疟疾等。

（2）对症治疗。用药后能改善患者疾病的症状，如解热镇痛药降低体温、硝酸甘油缓解心绞痛、抗高血压药降低血压。中国传统医学提倡"急则治其标，缓则治其本"，有时应"标本兼治"，是临床实践应遵循的原则。

（二） 药物的量效关系

量效关系，系指在一定的范围内，药物的效应与靶部位的浓度成正相关，后者取决于用药剂量或血药浓度，定量地分析与阐明两者间的变化规律称为量效关系，它有助于了解药物作用的性质，也可为临床用药提供参考依据。

（1）药物的量效关系与量效关系曲线。药物剂量与效应的关系，简称量效关系，是指在一定剂量范围内，药物的剂量（或浓度）增加或减少时，其效应随之增强或减弱，两者间有相关性。药物量效之间的函数关系可用曲线来表示。常以药理效应强度为纵坐标，药物剂量或浓度为横坐标，进行作图，得到直方双曲线。若将药物浓度或剂量改用对数值作图，则呈现典型的 S 形曲线，即量效曲线。通常，在整体动物试验中，以给药剂量表示；在离体动物试验中，则以药物浓度表示。

（2）量反应与质反应。量反应：药理效应用数或量或最大反应的百分率表示，表现形式有血压、心率、尿量、血糖浓度等，研究对象为单一的生物个体；质反应：药理效应不是随着药物剂量或浓度的增减呈连续性量的变化，一般以阳性或阴性、全或无的方式表示，表现形式有存活与死亡、惊厥与不惊厥、睡眠与否等。

四、药物的作用机制与受体

（一） 药物的作用机制

1. 非特异性药物作用机制

（1）渗透压作用：如甘露醇的脱水作用、硫酸镁的导泻作用。

（2）脂溶作用：如全身麻醉药对中枢神经系统的麻醉作用。

（3）膜稳定作用：阻止动作电位的产生及传导，如局部麻醉药、某些抗心律失常药等。

（4）影响 pH：如抗酸药中和胃酸。

（5）络合作用：如二巯丙醇络合汞、砷等重金属离子而解毒。

（6）沉淀蛋白：醇、酚、醛、酸可致细菌蛋白变性、沉淀而杀菌。

2. 特异性药物作用机制

（1）干扰或参与代谢过程。

对酶的影响：多数药物能抑制酶的活性，如新斯的明竞争性抑制胆碱酯酶，奥美拉唑不可逆性抑制胃黏膜 H^+/K^+-ATP 酶（抑制胃酸分泌），而有些药物本身就是酶，如胃蛋白酶。

参与或干扰细胞代谢：有些药物化学结构与正常代谢物非常相似，掺入代谢过程往往却不能引起正常代谢的生理效果，反而导致抑制或阻断代谢的后果，称为伪品掺入，也称抗代谢药。如 5-氟尿嘧啶与尿嘧啶结构相似，掺入癌细胞 DNA 及 RNA 中干扰蛋白合成而发挥抗癌作用。

影响核酸代谢：许多抗癌药是通过干扰癌细胞 DNA 或 RNA 代谢过程而发挥疗效的。许多抗菌药（包括喹诺酮类）也是作用于细菌核酸代谢而发挥抑菌或杀菌效应的。

（2）影响生物膜的功能：如作用于细胞膜的离子通道的抗心律失常药通过影响 Na^+、Ca^{2+} 或 K^+ 的跨膜转运而发挥作用。

（3）影响体内活性物质：乙酰水杨酸通过抑制前列腺素合成而发挥解热、镇痛和抗炎作用。

（4）影响递质释放或激素分泌：如麻黄碱促进末梢释放去甲肾上腺素（NA）。

（5）影响生理物质转运：很多无机离子、代谢物、神经递质、激素在体内主动转运需要载体参与，干扰这一环节可以产生明显药理效应。如利尿药抑制肾小管 Na^+-K^+、Na^+-H^+ 交换而发挥排钠利尿作用。

（6）影响免疫机制：除免疫血清及疫苗外，免疫增强药及免疫抑制药通过影响免疫机制发挥疗效。

（7）影响受体功能：激动药和拮抗药可以影响受体的功能而产生药理作用。

（二） 药物的受体

1. 受体的特点

受体是一类介导细胞信号转导功能的大分子蛋白质。受体应具有两个基本特点：其一，具备特异性识别配体或药物，并与之相结合的能力；其二，药物与受体结合，所形成的药物-受体的复合物可以产生生物效应，即类似于锁与钥匙的特异性关系。

2. 受体的配体

受体的配体包括外源性配体和内源性配体。

（1）外源性配体：能与受体特异性结合的药物等外来物质。

（2）内源性配体：体内存在许多能与受体结合的生理功能调节物质。

3. 受体的特性

（1）特异性。受体对它的配体有高度识别能力，对配体的化学结构与立体结构具有很高的专一性，特定的受体只能与其特定的配体结合，产生特定的生理效应。

（2）饱和性。受体数量是有限的，能结合的配体量也是有限的，因此，受体具有饱和性，在药物的作用上反映为最大效应。当药物达到一定浓度后，其效应不会随浓度增加而继续增加。

（3）可逆性。绝大多数配体与受体结合是通过分子间的吸引力，是可逆的。

（4）灵敏性。受体能识别周围环境中微量的配体，只要很低浓度的配体就能与受体结合而产生显著的效应。

（5）多样性。同一受体可广泛分布于不同组织或同一组织不同区域，受体密度不同。受体多样性是受体亚型分类的基础，受体受生理、病理和药理因素调节，处于动态变化之中。

4. 受体的类别

（1）根据受体存在的标准，受体可大致分为以下三类：

细胞膜受体：位于靶细胞膜上，如胆碱受体、肾上腺素受体、多巴胺受体、阿片受体等。

胞质受体：位于靶细胞的细胞质内，如肾上腺皮质激素受体、性激素受体。

胞核受体：位于靶细胞的细胞核内，如甲状腺素受体。

（2）根据受体的蛋白结构、信息转导过程、效应性质、受体位置等特点将受体分为以下四类：

离子通道型受体：又称配体门控受体，存在于快速反应细胞的膜上，受体激动时离子通道开放使细胞膜去极化或超极化，引起兴奋或抑制效应。如乙酰胆碱、γ-氨基丁酸（GABA）、甘氨酸、谷氨酸、天冬氨酸受体都属于这一类型。

G蛋白耦联受体：肾上腺素、多巴胺、5-羟色胺、M-乙酰胆碱、阿片类、嘌呤类、前列腺素及一些多肽激素等的受体，神经递质及激素的受体需要G蛋白介导其细胞作用。G蛋白有两类：其一为兴奋性G蛋白（Gs），可激活腺苷酸环化酶（AC）；其二为抑制性G蛋白（Gi），抑制AC。

具有酪氨酸激酶活性的受体：胰岛素、胰岛素样生长因子、上皮生长因子、血小板生长因子及某些淋巴因子的受体属于这一类型。

细胞内受体：甾体激素受体和甲状腺素受体，触发的细胞效应很慢。

5. 受体的注意点

（1）药物与受体结合产生效应不仅要有亲和力，还与内在活性有关。

（2）两药亲和力相等时其效应强度取决于内在活性，当内在活性相等时则取决于亲和力。

（3）结合体：某些细胞蛋白组分可与配体结合，但没有触发效应的能力，如酶、载体、离子通道及核酸也可与药物直接作用，但这些物质本身具有效应力，故严格地说不应被认为是受体。

（4）储备受体：剩余未结合的受体。拮抗药必须在完全占领储备受体后才能发挥其拮抗效应。这对理解拮抗药作用机制有重要意义。

（5）超拮抗药：个别药物（如苯二氮䓬类）对静息状态受体亲和力大于活动状态受体，结合后引起与激动药相反的效应。

6. 受体的信号转导

（1）第一信使（不能进入细胞内）：与膜表面受体结合，从而调节细胞功能，如多肽类激素、神经递质、细胞因子及药物等。

（2）第二信使（胞质内）：第一信使作用于靶细胞后在胞质内产生的信息分子。如：①环腺苷酸（cAMP）（最先发现）；②环鸟苷酸（cGMP）；③二酰基甘油（DG）和肌醇三磷酸（IP$_3$）；④钙离子；⑤廿碳烯酸类；⑥一氧化氮（NO，既有第一信使特征又有第二信使特征）。

（3）第三信使（细胞核内、外）：负责细胞核内外信息传递的物质，如生长因子与转化因子参与基因的调控、细胞增殖、肿瘤形成等。

7. 受体的激动药与拮抗药

受体的激动药和拮抗药，见表1-3。

表1-3　激动药和拮抗药

	类型	表现形式
激动药（既有亲和力又有内在活性）	完全激动药	受体有较强的亲和力和内在活性（$\alpha = 1$）
	部分激动药	受体有很高的亲和力，但内在活性不强（$\alpha < 1$）
	反向激动药	有些药物对失活态受体亲和力大于活化态受体，药物与受体结合后引起的效应与激动药相反
拮抗药（有亲和力，无内在活性，$\alpha = 0$）	竞争性拮抗药	与激动剂竞争受体，使激动药的量效曲线平行右移，但其最大效应不变
	非竞争性拮抗药	与受体不可逆性结合，即使增加激动药的剂量也不能使量效曲线的最大效应达到原来水平
	部分拮抗药	有些药物以拮抗作用为主，但还有一定的激动受体的作用

8. 受体的调节

受体调节是维持机体内环境稳定的一个重要因素，其调节方式有脱敏和增敏两种类型。

（1）受体脱敏：指在长期使用一种激动药后，组织或细胞对激动药的敏感性和反应性下降的现象，如长期用异丙肾上腺素治疗哮喘，药效减弱；维生素A使胰岛素受体脱敏。

（2）受体增敏：与受体脱敏相反的一种现象，是受体激动药水平降低或长期应用拮抗药造成的，如高血压患者长期应用 β 受体拮抗药普萘洛尔时，突然停药引起"反跳"现象，导致血压升高。另外，磺酰脲类也可使胰岛素受体增敏。

若受体脱敏和增敏只涉及受体密度的变化，则分别称为下调和上调。

五、药物的影响因素

（一） 药物效用的影响因素

1. 生物体生理因素对药效影响

胃肠道不同区域的黏膜表面积大小不同，吸收药物速度也不同，小肠黏膜面积最大，达 70 m²，最易吸收药物。不同区域的 pH 不同，也影响药物的吸收，能使药物保持分子状态的 pH，有利于药物的吸收。胃排空速率愈快，药物愈易吸收；空腹时胃空速率比饱腹要快，如饱腹服用四环素，其血药浓度比空腹时服用的要低 50%~80%。

药物服用者性别、年龄、个体差异、饮食结构等生理条件不同，服同一种药物的疗效也不一样。

2. 剂型因素对药效影响

（1）剂型：决定着给药途径和方法，直接影响药物吸收速度和程度，必然影响药效。不同给药途径的药物吸收一般按下列顺序由快到慢：静脉注射>吸入给药>腹腔注射>舌下给药>直肠给药>肌内注射>皮下注射>口服给药>皮肤给药。

（2）药物的理化性质：药物的吸收不取决于其在胃肠道的总浓度，而是取决于可吸收的，即非解离的药物浓度，也就是取决于药物的 pKa 与吸收部位的 pH。同时，药物脂溶性愈大则愈易吸收；溶解速率愈大吸收得愈快。对难溶性固体药物而言，其粉末愈细，粒径愈小，比表面积愈大，溶解速度愈快，药物吸收速度也愈快，吸收量愈多，药效就愈好。

（3）赋形剂：制备药剂时，往往要用到某些赋形剂，它们不仅影响生产工艺及制剂的外观性质如硬度、黏度、光泽、颜色、味道等方面，还会改变制剂的溶出速率、生物利用度，从而影响制剂的疗效。例如，乳糖是一种比较理想的常用赋形剂，用于睾丸酮片，有加速吸收的作用；而用于异烟肼片，其疗效完全被乳糖阻碍。

3. 药物相互作用对药效影响

药物的相互作用系指一种药物的作用被同时应用的另一种药物所改变。近年来，临床上联合应用多种药物治疗某患者的一种疾病的做法日益增多。这些药物同时服用后，由于药物间相互作用，有的产生协同作用，增强疗效，但也有的产生拮抗作用使疗效降低，甚至产生毒性，带来毒副反应。例如，咖啡因与麦角胺合用时，溶解度加大，吸收增加，疗效提高。又如，洋地黄与氢氯噻嗪、氯噻酮、喹噻酮、依他尼酸、呋塞米等高效利尿药合用治疗心源性水肿时，往往造成血钾过低，增加心脏对洋地黄的敏感性，引起中毒反应。

（二） 药物吸收的影响因素

药物在胃肠道吸收的方式主要是被动扩散，与药物的脂溶性有关。非解离型药物的脂溶性高，易通过细胞膜，解离型反之。影响药物吸收的因素主要有以下三个方面：

（1）药物的理化性质。药物的分子大小、脂溶性高低、溶解度和解离度等均可影响吸收。一般认为：药物脂溶性越高，越易被吸收；小分子水溶性药物易吸收，水和脂肪均不溶的药物，则难吸收。解离度高的药物口服很难吸收。

（2）药物的剂型。口服给药时，溶液剂较片剂或胶囊剂等固体制剂吸收快，因为后者有崩解和溶解的过程。皮下或肌内注射时，水溶液吸收迅速，混悬剂或油脂剂则由于在注射部位的滞留而吸收较慢，故显效慢，作用时间久。

（3）吸收环境。口服给药时，胃的排空功能、肠蠕动的快慢、pH、肠内容物的多少和性质均可影响药物的吸收，如胃排空迟缓、肠蠕动过快或肠内容物多等均不利于药物的吸收。皮下或肌内注射，药液沿结缔组织或肌纤维扩散，穿过毛细血管壁进入血液循环，其吸收速度与局部血液流量和药物制剂有关。由于肌肉组织血管丰富、血液供应充足，故肌内注射较皮下注射吸收快。休克时周围循环衰竭，皮下或肌内注射吸收速度减慢，需静脉给药方能即刻显效。静脉注射无吸收过程。

（三） 药物分布的影响因素

影响药物分布的方式可表现为相互竞争血浆蛋白结合部位，改变游离型药物的比例，或改变药物在某些组织的分布量，从而影响它的消除。

（1）药物的物理化学性质。药物的物理化学性质主要包括分子大小、脂溶性、解离度、酸碱性、药物与组织的亲和力及稳定性等，均影响药物的分布。

（2）局部组织、器官血流量。药物在组织、器官中分布达到平衡的速度主要取决于通过该组织、器官的血流速度。通常心、肺、脑、肝、肾等血流较快，分布达到平衡较快；肌肉次之；脂肪组织很慢。

（3）与血浆蛋白的结合。药物进入血液后，或多或少与血浆蛋白结合。结合型药物失去活性。由于药物与血浆蛋白结合，血中游离药物浓度下降，有利于继续吸收；结合后的药物不易穿透毛细血管壁、各种细胞膜屏障及肾小球，可限制其进一步转运，减慢消除。药物的血浆蛋白结合产物是疏松的、可逆的，与游离型（未与蛋白结合者）处于动态平衡中，因而是在体内的一种暂时储存形式。血浆蛋白与药物的结合具有一定的限度，达到饱和后继续增加剂量会导致游离药物浓度迅速升高而引起中毒。临床用药时要考虑药物与血浆蛋白结合的情况。

（4）细胞膜屏障。细胞膜屏障是影响药物分布的重要因素，如血脑屏障和胎盘屏障。以血脑屏障为例，许多分子较大、极性较强的药物分子不能穿过血脑屏障进入脑组织。当药物与血浆蛋白结合后分子变大也不能穿过血脑屏障。磺胺噻唑（ST）与血浆蛋白结合多，透过血脑屏障进入脑脊液少，而磺胺嘧啶（SD）与血浆蛋白结合少，进入脑脊液多，故治疗流行性脑脊髓膜炎时应选用 SD。

（四） 药物代谢的影响因素

大部分药物主要通过肝微粒体酶（又称肝药酶）催化而代谢，肝微粒体酶的活性高低直接影响到许多药物的代谢。

（1）酶的诱导。一些药物能增加肝微粒体酶的活性，即酶的诱导，酶诱导将使受影响药物的作用减弱或缩短，如苯巴比妥、水合氯醛、格鲁米特、甲丙氨酯、苯妥英钠、扑米酮、卡马西平、尼可刹米、灰黄霉素、利福平、螺内酯。

（2）酶的抑制。肝微粒体酶的活性能被某些药物抑制，称酶抑制。该酶被抑制将使另一药物的代谢减慢，作用加强或延长，如氯霉素、西咪替丁、异烟肼、三环类抗抑郁药、吩噻嗪类药物、胺碘酮、红霉素、甲硝唑、咪康唑、哌甲酯、磺吡酮。

（五） 药物排泄的影响因素

药物排泄是指药物在体内进行吸收、分布、代谢以后，最终以原型或代谢产物通过不同途径排出体外的过程。

（1）肾排泄。肾是排泄药物的主要器官。游离型药物及其代谢产物可经肾小球滤过，与血浆蛋白结合的药物分子较大不宜滤过。药物自肾小球滤过进入肾小管后，可不同程度地被重吸收。脂溶性药物重吸收多，故排泄速度慢；水溶性药物重吸收少，易从尿中排出，故排泄速度快。有的药物在尿中浓度较高而发挥治疗作用，如呋喃妥因经肾排泄时，在尿中可达有效抗菌浓度，故可治疗泌尿道感染。

尿量和尿液 pH 的改变可影响药物排泄。增加尿量可降低尿液中药学的浓度，减少药物的重吸收，从而增加药物排泄。尿液呈酸性时，弱碱性药物在肾小管中大部分解离，因而重吸收少，排泄多。同样道理，尿液呈碱性时，弱酸性药物重吸收少，则排泄多。肾功能不良时，药物排泄速度较慢，反复用药易致药物蓄积甚至中毒，故应注意。

（2）胆汁排泄。某些药物及其代谢物可经胆汁排泄进出肠道。有的抗菌药在胆管内的浓度高，有利肝胆系统感染的治疗。有的药物经胆汁排泄在肠中再次被吸收形成肝肠循环，可使药物作用时间延长。

（3）乳汁排泄。药物经简单扩散方式自乳汁排泄。由于乳汁略呈酸性又富含脂质，因此，脂溶性高的药物和弱碱性药物，如吗啡、阿托品等可自乳汁排出，故哺乳期妇女用药应予以注意，以免对婴幼儿引起不良反应。

第二节　药剂学分析

一、药物剂型和制剂

（一）　药物剂型和药用辅料

1. 药物剂型

（1）制剂和剂型的区别。

剂型：为适应诊断、治疗或预防疾病的需要而制备的不同给药形式或应用形式，同一种剂型可以用于不同的药物，同一种药物也可制成多种剂型。

制剂：将原料药物按照某种剂型制成一定规格并具有一定质量标准的具体品种，称为制剂。制剂名＝药物通用名＋剂型名，如维生素 E 软胶囊、氨苄西林片等。

（2）剂型的分类。常用剂型有四十余种，其分类方法具体如下：

按给药途径分类：这种分类方法将给药途径相同的剂型作为一类，与临床使用密切相关。①经胃肠道给药剂型：是指药物制剂经口服用后进入胃肠道，起局部作用或经吸收而发挥全身作用的剂型，如常用的散剂、片剂、颗粒剂、胶囊剂、溶液剂、乳剂、混悬剂等。容易受胃肠道中的酸或酶破坏的药物一般不能采用这类简单剂型。口腔黏膜吸收的剂型不属于胃肠道给药剂型。②非经胃肠道给药剂型：是指除口服给药途径以外的所有其他剂型。这些剂型可在给药部位起局部作用或被吸收后发挥全身作用。注射给药剂型，如注射剂，包括静脉注射、肌内注射、皮下注射、皮内注射及腔内注射等多种注射途径；呼吸道给药剂型，如喷雾剂、气雾剂、粉雾剂等；皮肤给药剂型，如外用溶液剂、洗剂、搽剂、软膏剂、硬膏剂、糊剂、贴剂等；黏膜给药剂型，如滴眼剂、滴鼻剂、眼用软膏剂、含漱剂、舌下片剂、粘贴片及贴膜剂等；腔道给药剂型，如栓剂、气雾剂、泡腾片、滴剂及滴丸剂等，用于直肠、阴道、尿道、鼻腔、耳道等。

按分散系统分类：这种分类方法便于运用物理、化学的原理来阐明各类制剂特征，但不能反映用药部位与用药方法对剂型的要求，甚至一种剂型可以分到多个分散体系中。①溶液型：药物以分子或离子状态（质点的直径小于 1 nm）分散于分散介质中所形成的均匀分散体系，也称为低分子溶液，如芳香水剂、溶液剂、糖浆剂、甘油剂、醑剂、注射剂等。②胶体溶液型：主要以高分子（质点的直径在 1～100 nm）分散在分散介质中所形成的均匀分散体系，也称高分子溶液，如胶浆剂、火棉胶剂、涂膜剂等。③乳剂型：油类药物或药物油溶液以液滴状态分散在分散介质中所形成的非均匀分散体系，如口服乳剂、静脉注射乳剂、部分搽剂等。④混悬型：固体药物以微粒状态分散在分散介质中所形成的非均匀分散体系，如合剂、洗剂、混悬剂等。⑤气体分散型：液体或固体药物以微粒状态分散在气体分散介质中所形成的分散体系，如气雾剂。⑥微粒分散型：药物以不同大小微粒呈液体或固体状态分散，如微球制剂、微囊制剂、纳米囊制剂等。⑦固体分散型：固体药物以聚集体状态存在的分散体系，如片剂、散剂、颗粒剂、胶囊剂、丸剂等。

按制法分类：这种分类方法不能包含全部剂型，故不常用。①浸出制剂是用浸出方法制成的剂型（流浸膏剂、酊剂等）；②无菌制剂是用灭菌方法或无菌技术制成的剂型（注射剂等）。

按形态分类：将药物剂型按物质形态分类。①液体剂型，如芳香水剂、溶液剂、注射剂、合剂、洗剂、搽剂等；②气体剂型，如气雾剂、喷雾剂等；③固体剂型，如散剂、丸剂、片剂、膜剂等；④半固体剂型，如软膏剂、栓剂、糊剂等。

（3）剂型的作用与重要性。

能改变药物的作用性质：硫酸镁口服可以导泻，静脉滴注可以起到镇静、解痉作用。1%依沙吖啶注射液可以用作中期引产，而 0.1%～0.2%溶液可外用杀菌。

能消除（或减小）药物的不良反应：氨茶碱在治疗哮喘的时候，往往伴有心搏加速的不良反应，但制成栓剂后可降低这种不良反应发生率；缓控释制剂可以保持血药浓度平稳，在一定程度上降低药物的不良反应发生率。

能产生靶向作用：静脉注射的脂质体新剂型是具有微粒结构的制剂，在体内能被网状内皮系统的巨噬细胞吞噬，使药物在肝、脾等器官浓集性分布，即发挥出药物剂型的肝、脾靶向作用。

能调节药物的作用速度：剂型的不同，可使药物的作用速度不同，例如，注射剂、吸入气雾剂等，发挥药效很快，常用于急救；丸剂、缓释控释制剂、植入剂等属长效制剂。医生可按疾病治疗的需要选用不同作用速度的剂型。

能影响疗效：固体剂型，如片剂、颗粒剂、丸剂的制备工艺不同，会对药效产生显著的影响，药物晶型、药物粒子大小的不同，也可直接影响药物的释放，从而影响药物的治疗效果。

能提高药物稳定性：①制成固体剂型。在水溶液中不稳定的药物可制成固体制剂；供口服的药物做成片剂、胶囊剂、颗粒剂和干糖浆等，供注射则做成注射用无菌粉末，可使稳定性大大提高。②制成微囊或包合物，如维生素 A 制成微囊稳定性有很大提高。③制成包衣片。一些对湿热不稳定的药物，如对氨基水杨酸钠，可做成包衣片。

2. 药用辅料

（1）药用辅料的作用和功能：药用辅料是指在制剂处方设计时，为解决制剂成型性、有效性、稳定性及安全性而加入处方中的除主药以外的一切药用物料的统称。

药用辅料是药物制剂的基础材料和重要组成部分，是保证药物制剂生产和发展的物质基础，在制剂剂型和生产中起着关键的作用。它不仅赋予药物一定剂型，还与提高药物的疗效、降低不良反应发生率有很大的关系，其质量的可靠性和多样性是保证剂型和制剂先进性的基础。

（2）药用辅料的分类：辅料在制剂中作用分类有 66 种，可从来源、作用和用途、给药途径等进行分类。

按来源可分为天然物、半天然物和全合成物。

按作用和用途可分为溶剂、抛射剂、增溶剂、助溶剂、乳化剂、着色剂、黏合剂、崩解剂、填充剂、润滑剂、润湿剂、渗透压调节剂、稳定剂等。

按给药途径可分为口服、注射、黏膜、经皮或局部给药、经鼻或口腔吸入给药和眼部给药等。

（3）功能：①利于制剂形态的形成；②提高药物疗效；③降低药物毒副作用；④调节药物作用；⑤提高药物稳定性；⑥使制备过程顺利进行；⑦增加患者用药的顺应性。

（4）应用原则：①满足制剂成型、有效、稳定、安全、方便要求的最低用量原则；②无不良影响原则，即不降低药物疗效，不产生毒副作用，不干扰制剂质量监控。

（二） 药物制剂的稳定性

1. 药物制剂的稳定性变化

（1）化学不稳定性：系指药物由于水解、氧化、还原、光解、异构化、聚合、脱羧等反应，药物含量（效价）、色泽发生改变。

（2）物理不稳定性：系指制剂的物理性能产生改变，如混悬剂中药学颗粒结块、结晶生长，乳剂的分层、破裂，胶体制剂的老化，片剂崩解度、溶出速度的改变等。

（3）生物不稳定性：系指药物受到微生物的污染，而致药物制剂腐败变质等。

2. 药物制剂的稳定性因素

药物制剂稳定性影响因素包括处方因素及外界因素等。

（1）处方因素。处方因素包括：①广义酸、碱催化。处方中的缓冲剂对药物水解有催化作用。例如磷酸盐、醋酸盐、硼酸盐、枸橼酸盐及其相应的酸。②pH 的影响。对水解和氧化均有影响。通常易氧化药物在 pH 较低时，较稳定；当 pH 较高时，多数药物易氧化。③离子强度的影响。处方中加入无机盐，如等渗调节剂和金属离子络合剂。④溶剂极性的影响。对水解产生主要影响。如用丙二醇作巴比妥钠注射液的溶剂，溶剂极性低，药物水解延缓。⑤表面活性剂的影响。一些易水解的药物加入表面活性剂可提高稳定性。⑥处方中基质或赋形剂的影响。辅料对药物稳定性有很大的影响，如片剂常用的润滑剂硬脂酸镁能够促进乙酰水杨酸水解。

（2）外界因素。外界因素包括：①温度。通常温度升高，反应速度加快。②空气（氧）。易使药物氧化变质。③光线及包装材料。④金属离子。对自氧化有催化作用。⑤湿度及水分。

3. 药物制剂的稳定化方法

（1）调节 pH：用适当的酸、碱或缓冲剂调节溶液的 pH。

（2）改变溶剂：在水中不稳定的药物可加入乙醇、丙二醇、甘油等极性溶液，减缓药物的降解速度。

（3）加入抗氧剂或金属离子络合剂：常用的水溶性抗氧剂有亚硫酸钠、亚硫酸氢钠、焦亚硫酸钠、硫代硫酸钠、硫脲、维生素 C、半胱氨酸等；常用的油溶性抗氧剂有丁基对羟基茴香醚（BHA）、2,6-二叔丁基对甲酚（BHT）、维生素 E 等；最常用的金属离子络合剂是依地酸二钠。抗氧剂与金属离子络合剂合用效果更佳。

（4）控制温度：对应药物的稳定性，制定合适的温度。如对热不稳定的药物灭菌时，应短时间高温灭菌，并迅速冷却。

（5）控制水分及湿度：如使用干法制粒、流化喷雾制粒代替湿法制粒，可提高易水解药物的稳定性。

（6）驱逐氧气：可采用煮沸、充稀有气体的方法。

（7）遮光：对光敏感的药物要注意遮光，可用棕色玻璃瓶包装或在包装容器内垫黑纸。

（8）稳定化的其他方法，见表1-4。

表 1-4 稳定化的其他方法

改进剂型或 生产工艺	采用直接压片 或包衣工艺	某些对湿热不稳定的药物，可采用粉末直接压片、结晶药物压片 或干法制粒压片
	制成固体制剂	凡在水溶液中不稳定的药物，可制成固体剂型
	制成微囊或包 合物	如易氧化的盐酸异丙嗪制成 β-环糊精包合物，稳定性较原药提 高
制备稳定的 衍生物	制成酯类	
	制成盐类	
	制成前体药物	
加入干燥剂及 改善包装	如 3%二氧化硅作干燥剂，可提高阿司匹林的稳定性	

4. 药物制剂的稳定性试验

（1）影响因素试验（强化试验）。条件：高温（60 ℃下放置 10 天）、高湿（25 ℃、相对湿度 90%±5%下放置 10 天）、强光（4500 lx±500 lx下放置 10 天）；目的：为制剂工艺的筛选、包装材料的选择、贮存条件的确定等提供依据。

（2）加速试验。条件：温度 40 ℃±2 ℃、相对湿度 75%±5%条件下进行 6 个月；目的：预测药品在常温条件下的稳定性。

（3）长期试验（留样观察法）。条件：在接近实际贮存条件下进行，每隔一定时间取样，按规定的考察项目观察测试样品的外观质量和内在质量［温度（25 ℃±2 ℃），相对湿度（60%±10%）］；目的：确定样品的有效期。

（三） 药物制剂的配伍变化

药物的配伍变化一般指在药品生产或临床使用过程中，将两种或两种以上药物混合在一起或联合使用出现各种各样的物理、化学和药理学方面的变化。

1. 药物制剂的配伍使用目的

（1）利用协同作用增强疗效，如复方阿司匹林片、复方降压片。

（2）延缓或减少耐药性、提高疗效，如阿莫西林与克拉维酸配伍、磺胺药与甲氧苄啶联用。

（3）利用拮抗作用克服某些药物的不良反应，如吗啡镇痛时常与阿托品配伍，以消除吗啡对中枢的抑制及对胆管、输尿管和支气管平滑肌的兴奋作用。

（4）预防或治疗合并症或多种疾病，如硝苯地平与格列美脲合用可以治疗高血压和糖尿病。

2. 药物制剂的配伍变化类型

（1）物理配伍变化：①溶解度改变。不同制剂的溶剂，由于性质不同，相互配合使用时，常因溶解度不同而析出沉淀，如氯霉素注射液加入5%葡萄糖注射液中时往往析出氯霉素。②吸湿、潮解、液化与结块。吸湿性很强的药物与含结晶水的药物相互配伍时，药物易发生吸湿潮解，如中药的干浸膏、颗粒，以及某些酶、无机盐类。③能形成低共熔混合物的药物配伍时，可发生液化而影响制剂的配制，但樟脑、冰片与薄荷脑混合时产生的液化不影响疗效。④散剂、颗粒剂由于药物吸湿后又逐渐干燥会引起结块，如板蓝根颗粒易吸湿结块。⑤粒径或分散状态的改变，如乳剂、混悬剂中分散相的粒径变粗，或聚结或凝聚而分层或析出，如布洛芬混悬剂易分层。

（2）药理学的配伍变化：①协同作用。两种以上的药物合并使用时，药物作用增加。又分为相加作用、增强作用和增敏作用。②拮抗作用。两种以上的药物合并使用时，作用减弱或消失。③增加毒副作用。药物配伍后，增加毒性或副作用。

（3）化学配伍变化：化学的配伍变化系指药物之间发生了化学反应（还原、氧化、水解、分解、取代、聚合等），产生产气、沉淀、变色、爆炸等现象，从而导致药物成分的改变。

3. 药物注射剂的配伍变化

（1）注射剂的配伍及配伍禁忌。输液是一种特殊注射剂，和其他注射液配伍要注意其配伍变化，如出现浑浊、沉淀、结晶、变色、水解、效价下降等现象。

血液：成分复杂，与药物混合易发生溶血、血细胞凝集等现象。

甘露醇：20%的甘露醇注射液是过饱和溶液，若加入氯化钾、氯化钠等溶液，会析出结晶。

静脉注射用脂肪乳剂：有可能引起粒子的粒径增大，或产生破乳。

（2）注射剂配伍变化的主要原因。注射剂配伍变化的主要原因，见表1-5。

表1-5 注射剂配伍变化的主要原因

原因	现象	举例
pH 的改变	沉淀	新生霉素和5%葡萄糖配伍；诺氟沙星和氨苄西林配伍
	变色	磺胺嘧啶钠、谷氨酸钠（钾）、氨茶碱等碱性药物可使肾上腺素变色
溶剂组成改变	沉淀	地西泮注射液和5%葡萄糖、0.9%氯化钠或0.167 mol/L乳酸钠注射液配伍
离子作用	加速水解	乳酸根离子与氨苄西林和青霉素 G 配伍

原因	现象	举例
盐析作用	含有电解质的输液中加入胶体，会因盐析作用而凝聚	两性霉素 B 注射液，只能加入 5% 葡萄糖注射液中静脉滴注
缓冲容量	沉淀	10 mL 5% 硫喷妥钠和含乳酸盐的葡萄糖注射液配伍
直接反应	变色	四环素和含钙盐的输液在中性或碱性下，会产生不溶性螯合物；除 Ca^{2+} 外，四环素还能与 Al^{3+} 形成黄色、Fe^{2+} 形成红色、mg^{2+} 形成绿色的螯合物
氧与二氧化碳的影响	沉淀	苯妥英钠、硫喷妥钠注射剂吸收二氧化碳导致 pH 下降，可能析出沉淀
光敏感性	遇光变质或变性	两性霉素 B、磺胺嘧啶钠、维生素 B_2、四环素、雌性激素等
反应时间	沉淀	磺胺嘧啶钠注射液与葡萄糖输液混合 2 h 左右会出现沉淀
成分的纯度	浑浊	含有微量钙盐的氯化钠原料与 2.5% 枸橼酸钠注射液配伍
配合量	沉淀或降解速度增加	重酒石酸间羟胺注射液和注射用氢化可的松琥珀酸钠，在等渗氯化钠或 5% 葡萄糖注射液中各为 100 mg/L 时，观察不到变化，但浓度为 300 mg/L 氢化可的松琥珀酸钠与 200 mg/L 重酒石酸间羟胺混合时则出现沉淀
混合顺序	沉淀	1 g 氨茶碱与 300 mg 烟酸配伍，先将氨茶碱用输液稀释至 100 mL，再慢慢加入烟酸可得澄明溶液，若两种药物先混合再稀释，则会析出沉淀

（四） 药物制剂的配伍禁忌处理

（1）处理原则：了解用药意图，发挥制剂应有的疗效，保证用药安全。

（2）处理方法：①改变混合顺序；②调换有效成分；③改变贮存条件；④改变溶剂或添加助溶剂；⑤改变剂型；⑥调整溶液的 pH。

（五） 药物制剂的包装与储存

1. 药物制剂的包装

药物制剂的包装及包装材料，见表 1-6。

表 1-6　药品包装及包装材料

药品包装 （流通区域）	内包装	指直接与药品接触的包装（安瓿、注射剂瓶、铝箔等）	作用：①方便应用；②保护功能；③利于商品宣传
	外包装	指内包装以外的包装，按由里向外分为中包装和大包装	
包装材料	按使用方式 Ⅰ类	直接接触药品且直接使用的药品包装用材料、容器（塑料输液瓶或袋、固体或液体药用塑料瓶等）	质量要求：①材料的鉴别（确认）；②材料的化学性能检查；③材料、容器的使用性能检查；④材料、容器的生物安全检查
	按使用方式 Ⅱ类	直接接触药品，但便于清洗（玻璃输液瓶、输液瓶胶塞、玻璃口服液瓶等）	
	按使用方式 Ⅲ类	指Ⅰ、Ⅱ类以外其他包装（输液瓶铝盖、铝塑组合盖等）	
	按形状	容器（塑料滴眼剂瓶）、片材（药用聚氯乙烯硬片）、袋（药用复合膜袋）、塞（丁基橡胶输液瓶塞等）、盖（口服液瓶撕拉铝盖）等	质量要求：①材料的鉴别（确认）；②材料的化学性能检查；③材料、容器的使用性能检查；④材料、容器的生物安全检查
	按材料	金属、玻璃、塑料（热塑性、热固性高分子化合物）、橡胶（热固性高分子化合物）及上述成分的组合（铝塑组合盖、药品包装用复合膜）等	

2. **药物制剂的储存**

药品储存的要求：①温度按包装标示的要求；②相对湿度为 35%～75%；③库房储存药品实行色标管理，即合格药品为绿色，不合格药品为红色，待确定药品为黄色；④药品按批号堆码，不同批号的药品不得混垛，垛间距不小于 5 cm，与库房内墙、顶、温度调控设备及管道等设施间距不小于 30 cm，与地面间距不小于 10 cm；⑤应当按照要求采取避光、遮光、通风、防潮、防虫、防鼠等措施；⑥药品与非药品、外用药与其他药品分开存放，中药材和中药饮片分库存放；⑦特殊管理的药品应当按照国家有关规定储存；⑧搬运和堆码药品应当严格按照外包装标示要求规范操作，堆码高度符合包装图示要求，避免损坏药品包装；⑨储存药品的货架、托盘等设施、设备应当保持清洁，无破损和杂物堆放；⑩未经批准的人员不得进入储存作业区，储存作业区内的人员不得有影响药品质量和安全的行为；⑪药品储存作业区内不得存放与储存管理无关的物品。

二、药物的固体制剂

常用的固体剂型有散剂、颗粒剂、胶囊剂、片剂、滴丸剂、膜剂等,在药物制剂中约占70%。与其他剂型相比,固体制剂具有四个特点:①物理、化学稳定性好,生产工艺较成熟,生产成本较低,贮存、运输、服用以及携带方便;②制备过程的前处理需经历相同的单元操作;③药物在体内需先溶解后再被吸收进入血液循环;④剂量较易控制。

下面以散剂、颗粒剂、胶囊剂为例具体探讨:

(一) 散剂

散剂粉碎程度大,比表面积大、易分散、起效快;外用覆盖面积大,具保护、收敛等作用;剂量易于控制,制备工艺简单,便于特殊群体如婴幼儿与老人服用;储存、运输、携带比较方便,但对光、湿、热敏感的药物一般不宜制成散剂。

1. 散剂的类别

(1) 按使用方法可分为:①口服散剂,如乌贝散、布拉氏酵母菌散等;②局部用散剂,如五白散、冰花散等。

(2) 按药物组成数目可分为:①单散剂,如蒙脱石散、口服酪酸梭菌活菌散等;②复散剂,如四石散、复方口腔散等。

(3) 按剂量可分为:①分剂量散剂是指将散剂分装成单独剂量后再由患者按包服用,是内服散剂的常用形式;②不分剂量散剂是指按医嘱由患者自己分取剂量的散剂,是外用散剂的常用的形式。

2. 散剂的质量

(1) 质量要求。

第一,散剂的药物均应粉碎,一般口服散剂应为细粉,局部用散剂应为最细粉。

第二,根据剂量需求,散剂可分为单剂量和多剂量包装,多剂量包装者应附分剂量的用具,含有毒性药等的口服散剂应单剂量包装。

第三,散剂是干燥、均匀的粉末,含有毒性药、贵重药或药物剂量小的散剂,为保证混合均匀,在制备时应采用配研法(等量递加法)混匀并过筛。

第四,口服散剂需要时可加矫味剂、芳香剂、着色剂等。

第五,散剂一般应密闭储存,含挥发性药物或易吸潮药物的散剂应密封储存。

(2) 质量检查项目。

粒度:外用散剂和用于烧伤或严重创伤的中药外用散剂通过七号筛的粉末重量不得少于95%。

水分：中药散剂中一般含水量不得超过 9.0%。

干燥失重：除中药散剂外，于 105 ℃干燥至恒重，减失重量不得超过 2.0%。

无菌及微生物限度：用于烧伤、严重创伤或临床必须无菌的散剂应符合无菌要求。

（二） 颗粒剂

颗粒剂系指药物与适宜的辅料制成具有一定粒度的干燥颗粒状制剂。与散剂相比，颗粒剂具有四个特点：①附着性、分散性、引湿性、团聚性等较小；②服用方便，可加入着色剂和矫味剂，提高患者服药的顺应性；③采用不同性质材料的包衣，可使颗粒具有缓释性、防潮性、肠溶性等；④通过制成颗粒剂，可有效防止复方散剂各组分由于粒度或密度差异而产生离析。

1. 颗粒剂的类别

（1）可溶颗粒。可溶颗粒加水后应能完全溶解呈澄明溶液，无杂质。

（2）混悬颗粒。混悬颗粒系指难溶性药物与适宜辅料制成的颗粒剂。临用前加水或其他适宜的液体振摇即可分散成混悬液。混悬颗粒剂应进行溶出度检查。

（3）泡腾颗粒。泡腾颗粒系指含有碳酸氢钠和有机酸，遇水可放出大量气体而成泡腾状的颗粒剂。泡腾颗粒剂应溶解或分散与水中后服用。

（4）肠溶颗粒。肠溶颗粒系指采用肠溶性材料包裹颗粒或其他适宜方法制成的颗粒剂。肠溶颗粒耐胃酸而在肠液中释放活性成分或控制药物在肠道内定位释放，可防止药物在胃内分解失效，避免对胃的刺激。肠溶颗粒应进行释放度检查。

（5）缓释颗粒。缓释颗粒系指在规定的释放介质中缓慢、非恒速释放药物的颗粒剂。缓释颗粒剂应符合缓释制剂的有关要求，应进行释放度检查。

（6）控释颗粒。控释颗粒系指在规定的释放介质中缓慢地恒速释放药物的颗粒剂。控释颗粒应符合控释制剂的有关要求，应进行释放度检查。

2. 颗粒剂的质量

（1）质量要求。颗粒剂在生产与贮藏期间应符合：①均匀性。含药量小或含剧毒药物，应用等量递加法等适宜方法使药物混合均匀。挥发油加入时应该均匀喷入干燥颗粒中，为保证药物稳定，应密闭至规定时间或用包合等技术处理后加入。②根据需要加入适宜的辅料。③可包薄膜衣以提高药物稳定性，实现缓控释作用。④应是干燥均匀的颗粒，保质期内无结块、软化、吸潮、潮解等现象。⑤微生物限度应符合要求。⑥释放度、溶出度、含量均匀度等应符合要求。⑦一般颗粒剂应密封、置干燥处储存，防止受潮。

（2）质量检查项目。

粒度：颗粒剂一般不能通过一号筛与能通过五号筛的总和不得超过 15%。

水分：除另有规定外，中药颗粒剂中一般水分含量不得超过 8.0%。

干燥失重：一般化学药品和生物制品颗粒剂按照干燥失重测定法测定，于 105 ℃干燥至恒重，含糖颗粒应在 80 ℃减压干燥，减失重量不得超过 2.0%。

溶化性：可溶性颗粒剂和泡腾颗粒剂 5 min 内颗粒均应完全分散或溶解于水中，均不得有异物。

（三） 胶囊剂

胶囊剂是指原料药物与适宜辅料充填于空心胶囊或密封于软质囊材中的固体制剂，常用于口服。胶囊剂的特点：①胶囊剂可掩盖药物的不良气味，易于吞服；②能提高药物的稳定性及生物利用度；③能定时、定位释放药物，并能弥补其他固体剂型的不足，应用广泛；④凡药物易溶解囊材、易风化、刺激性强者，均不宜制成胶囊剂。

1. 胶囊剂的类别

胶囊剂分硬胶囊剂、软胶囊剂（胶丸）、肠溶胶囊剂和速释、缓释与控释胶囊剂，供口服应用。

（1）根据囊壳的差别，通常将胶囊剂分为硬胶囊和软胶囊（亦称为胶丸）两大类。

第一，硬胶囊剂。硬胶囊剂是将一定量的药物或药材提取物及适当的辅料（也可不加辅料）制成均匀的粉末或颗粒，填装于空心硬胶囊中而制成的。应用较为广泛。根据药物剂量的大小，可选用规格为 000、00、0、1、2、3、4、5 的 8 种硬胶囊。

第二，软胶囊剂。软胶囊剂是将一定量的药物（或药材提取物）溶于适当辅料中，再用压制法（或滴制法）使之密封于球形或橄榄形的软质胶囊中。将油类或对明胶等囊材无溶解作用的液体药物或混悬液封闭于软胶囊内而制成的胶囊剂，又称胶丸剂。用压制法制成的，中间往往有压缝，称为有缝胶丸；用滴制法制成的，呈圆球形而无缝，称为无缝胶丸。软胶囊剂服用方便、起效迅速、服用量少，适用于多种病症，如藿香正气软胶囊等。

（2）可根据用途的特殊性，进一步将胶囊剂分出新的类型。

第一，肠溶胶囊剂。肠溶胶囊剂实际上就是硬胶囊剂或软胶囊剂中的一种，只是在囊壳中加入了特殊的药用高分子材料或经过了特殊处理，在胃液中不溶解，仅在肠液中崩解溶化而释放出活性成分，达到一种肠溶的效果，故而称为肠溶胶囊剂。

第二，微型胶囊剂。利用天然的或合成的高分子材料，将固体药物微粒或液体药物微滴包裹成直径为 1~500 μm 的微小胶囊剂，简称微囊。

2. 胶囊剂的质量

胶囊剂的质量检查见表 1-7。

表 1-7 胶囊剂的质量检查

项目		规定
质量要求	外观	光滑，不得有黏结、变形、渗漏或囊壳破裂现象，且不能有异臭
	水分	除另有规定外，水分含量不得超过 9.0%。硬胶囊内容物为液体或半固体者不检查水分
	装量差异	平均装量或标示装量 0.30 g 以下，装量差异限度小于±10%；平均装量或标示装量 0.30 g 及 0.30 g 以上，装量差异限度小于±7.5%（中药小于±10%）
	硬胶囊	应在 30 min 内全部崩解
	软胶囊	应在 1 小时内全部崩解（可改在人工胃液中）
	肠溶胶囊	在盐酸溶液中检查 2 小时，不得有裂缝或崩解现象；取出吊篮，用少量水洗涤；在人工肠液中检查，1 小时应全部崩解
	结肠肠溶胶囊	在盐酸溶液中检查 2 小时，不得有裂缝或崩解现象；在 pH6.8 的磷酸盐缓冲液中检查 3 小时，不得有裂缝或崩解现象；在 pH7.8 的磷酸盐缓冲液中检查，1 小时应全部崩解

三、药物的液体制剂

（一）液体制剂的类型划分

液体制剂是指药物以一定形式分散于液体介质中所制成的供口服或外用的液体分散体系。

1. 按分散系统划分

（1）均相（单相）：液体制剂，药物以分子、离子形式分散在液体分散介质中（真溶液），属于热力学稳定体系，扩散快，能透过滤纸和某些半透膜。

（2）非均相（多相）：液体制剂，药物以微粒或液滴的形式分散在液体分散介质中，属于热力学稳定体系，扩散慢，能透过滤纸，不能透过半透膜。

低分子溶液剂，粒径大小<1 nm，以小分子或离子状态分散，均相澄明溶液，体系稳定；高分子溶液剂，粒径大小在 1~100 nm，高分子化合物以分子状态分散，均相溶液，体系稳定；溶胶剂，粒径在 1~100 nm，以胶粒分散，形成多相体系，有聚结不稳定性；乳剂，粒径大小>100 nm，以小液滴状态分散，形成多相体系，有聚结和重力不稳定性；混悬剂，粒径大小>500 nm，以固体微粒状态分散，形成多相体系，有聚结和重力不稳定性。

2. 按给药途径与应用方法划分

（1）内服液体制剂：合剂、芳香水剂、糖浆剂、部分溶液剂、滴剂等。

（2）外用液体制剂：皮肤用液体制剂，如洗剂、搽剂等。

（3）五官科液体制剂：洗耳剂、滴鼻剂、含漱剂等。

（4）直肠、阴道、尿道用液体制剂：灌肠剂、灌洗剂等。

（二）液体制剂的优缺点

优点：①分散程度高，吸收快，作用较迅速；②给药途径广泛，可以内服、外用；③易于分剂量，使用方便，尤其适用于婴幼儿和老年患者；④药物分散于溶剂中，能减少某些药物的刺激性，通过调节浓度，避免固体药物（溴化物、碘化物等）口服后由于局部浓度过高引起的胃肠道刺激作用。

缺点：①药物分散度较大，易化学降解和失效；②携带运输不方便；③非均相液体制剂的药物分散度大，易产生一系列物理稳定性问题；④水性液体制剂容易霉变，需加入防腐剂。

（三）液体制剂的质量要求

（1）溶剂型液体制剂应澄清透明，乳浊液型或混悬液型制剂要保证其分散相粒子小而均匀，振摇时可以均匀分散。

（2）浓度准确、稳定，长期贮存不变化。

（3）分散介质最好用水，其次是乙醇、甘油和植物油等。

（4）制剂应无刺激性。

（5）液体制剂应具有一定的防腐能力。

（6）包装容器大小适宜，便于患者使用。

（四）液体制剂的溶剂

1. 液体极性溶剂

（1）水。水不具有任何药理与毒理作用，所以水是最常用的和最为人体所耐受的极性溶剂。

（2）甘油。甘油为常用溶剂，特别是外用制剂应用较多。本品为黏稠状液体，味甜、毒性小，可与乙醇、丙二醇、水以任意比例混合，可内服、外用。

（3）二甲基亚砜（DMSO）。二甲基亚砜能与水、乙醇等溶剂任意混合，本品溶解范围广，具有皮肤给药的促渗作用，对皮肤有刺激性。

（4）乙醇。乙醇也是常用的溶剂，毒性小，含乙醇 20% 以上即具有防腐作用。乙醇本身具有药理作用。

（5）丙二醇。丙二醇的性质同甘油相似。

（6）聚乙二醇类。本品用于液体制剂，对易水解的药物具有一定的稳定作用，在洗剂中有与甘油类似的保湿作用。

2. 液体非极性溶剂

（1）脂肪油。脂肪油系指麻油、豆油、棉籽油、花生油等植物油。本品能溶解油溶性药物，多用于外用液体制剂，如洗剂、搽剂等。脂肪油易氧化、酸败。

（2）液状石蜡。液状石蜡为饱和烷烃化合物，化学性质稳定。可分为轻质与重质两种，能与非极性溶剂混合，能溶解生物碱、挥发油及一些非极性药物等，在胃肠道中不分解、不吸收，有润肠通便的作用，可做口服制剂与搽剂的溶剂。

（3）油酸乙酯。油酸乙酯是油溶性药物的常用溶剂，在空气中易氧化、变色，故使用时常加入抗氧剂。

（4）乙酸乙酯。乙酸乙酯为无色油状液体，微臭。具有挥发性、可燃性。在空气中容易氧化、变色，需要加入抗氧剂。

（5）肉豆蔻酸异丙酯。肉豆蔻酸异丙酯由异丙醇和肉豆蔻酸酯化而得，为透明、无色、流动液体。本品化学性质稳定，不会酸败和水解。

（五） 液体制剂的附加剂

（1）增溶剂。增溶是指某些难溶性药物在表面活性剂的作用下，在溶剂中增加溶解度并形成溶液的过程，增溶剂的最适亲水亲油平衡（HLB）值为 15~18。常用增溶剂为表面活性剂，如聚山梨酯类（吐温）、聚氧乙烯脂肪酸酯类等。

（2）助溶剂。难溶性药物与加入的第三种物质在溶剂中形成可溶性的络合物、复盐或缔合物等，以增加药物在溶剂中的溶解度，这第三种物质称为助溶剂。常用的助溶剂有：①某些有机酸及其盐类，如苯甲酸、碘化钾等；②酰胺或胺类化合物，如乙二胺等；③一些水溶性高分子化合物，如聚乙烯吡咯烷酮等。

（3）潜溶剂。为了提高难溶性药物的溶解度，常使用混合溶剂。在混合溶剂中各溶剂达到某一比例时，药物的溶解度出现极大值，这种现象称潜溶，这种溶剂称潜溶剂。可与水形成潜溶剂的有乙醇、丙二醇、甘油、聚乙二醇等。

（4）防腐剂。通常把能抑制微生物生长发育的物质称为防腐剂，可分为以下六种：

第一，苯甲酸及其盐。苯甲酸未解离的分子抑菌作用强，所以在酸性溶液中抑菌效果好，最适的 pH 是 4，作防腐剂使用浓度为 0.03%~0.1%。

第二，对羟基苯甲酸酯类。对羟基苯甲酸酯类是一类很有效的防腐剂，常用浓度为

0.01%~0.25%。

第三，山梨酸及其盐。山梨酸及其盐起防腐作用的是未解离的分子，在 pH 为 4 的水溶液中效果好。最低抑菌浓度细菌为 0.02%~0.04%，酵母菌、真菌为 0.8%~1.2%。

第四，苯扎溴铵。苯扎溴铵为阳离子表面活性剂，作防腐剂使用时浓度为 0.02%~0.2%。

第五，醋酸氯己定。醋酸氯己定为广谱杀菌剂，浓度为 0.02%~0.05%。

第六，其他防腐剂。其他防腐剂有桉叶油、桂皮油、薄荷油等。

（5）矫味剂。矫味剂包括：①甜味剂（蔗糖、单糖浆、阿司帕坦等）；②芳香剂（香料与香精）；③胶浆剂、泡腾剂等。

（6）着色剂。着色剂为天然及合成色素。

（7）抗氧剂。抗氧剂有焦亚硫酸钠、亚硫酸氢钠等。

（8）pH 调节剂。硼酸缓冲液、磷酸盐缓冲液等。

（9）金属离子络合剂。金属离子络合剂有依地酸钠等。

（六） 液体制剂的分子溶液

1. 低分子溶液

低分子溶液剂，系指小分子药物以分子或离子状态分散在溶剂中形成的均匀的、可供内服或外用的液体制剂，包括芳香水剂、溶液剂、糖浆剂、涂剂、醑剂、甘油剂等。

（1）溶液剂。溶液剂系指药物溶解于溶剂中形成的澄明液体制剂。溶液剂的溶质一般为不具有挥发性的化学药物，溶剂多为水，也可用不同浓度的乙醇或油为溶剂。根据需要可以加入增溶剂、助溶剂、防腐剂等附加剂。

（2）芳香水剂。芳香水剂系指芳香类挥发性药物如挥发油的饱和或近饱和水溶液，用水与乙醇作为混合溶剂的是浓芳香水剂。芳香性植物药材经水蒸气蒸馏法制得的内服澄明液体制剂称为露剂。

（3）醑剂。醑剂系指挥发性药物的浓乙醇溶液。挥发性药物多数为挥发油，可以内服、外用。凡用以制备芳香水剂的药物一般都可以制成醑剂。

（4）甘油剂。甘油剂系指药物溶于甘油中制成的专供外用的溶液剂。甘油剂用于治疗口腔、耳鼻喉科疾病。

（5）糖浆剂。糖浆剂系指含有药物的浓蔗糖水溶液，供口服使用。糖浆剂易被真菌和其他微生物污染，产生浑浊或变质。糖浆剂的质量要求：①含蔗糖量应不低于45%（g/mL）；②将药物用新煮沸的水溶解；③根据需要可加入适宜的附加剂，如抑菌剂和防腐剂山梨酸、苯甲酸、羟苯酯类等。必要时可加入适量的乙醇、甘油或其他多元醇作稳定剂；④除另有规定外，糖浆剂应澄清。在贮存期间不得有发霉、酸败、产生气体或其他变质现象，药材提取物糖浆剂允许有少量摇之易散的沉淀；⑤一般应检查相对密度、pH 等；⑥除另有规定外，糖浆剂应密封，置阴凉、干燥处贮存。

（6）其他低分子液体制剂。

搽剂：指以乙醇、油等为溶剂将原料药溶解制成溶液、乳状液或混悬液的液体制剂，供无破损皮肤揉擦用。

涂剂：大多为消毒或消炎药物的甘油溶液，也可用乙醇、植物油作为溶剂。使用时用消毒纱布或棉球等柔软物料蘸取涂于皮肤或口腔与喉部黏膜，也可是可以配制成液体制剂的无菌冻干制剂，供创伤面涂抹治疗用。甘油能使药物滞留于口腔、喉部的黏膜上。

涂膜剂：原料药物溶解或分散于含有膜材料的溶剂中，涂搽患处后形成薄膜的外用液体制剂。

洗剂：供清洗或涂抹无破损皮肤或腔道用的液体制剂。使用前保证质量稳定，或在使用前临时配制。

灌肠剂：指灌注于直肠，以治疗、诊断或营养为目的的液体制剂。灌肠剂应无毒、无局部刺激性；除另有规定外，灌肠剂应密封贮存。

2. 高分子溶液

高分子化合物在形成溶液时，与低分子量的物质明显不同的是要经过溶胀（swelling），即溶剂分子慢慢进入卷曲成团的高分子化合物分子链空隙中去，导致高分子化合物舒展开来，体积成倍甚至数十倍地增长。高分子溶液剂的特点：荷电性、高渗透压、黏度、聚结性、胶凝性。

四、药物灭菌制剂

（一）注射剂

注射剂系指原料药物或与适宜的辅料制成的供注入体内的无菌制剂。按《中华人民共和国国药典》（简称《中国药典》）通则规定，注射剂可分为注射液、注射用无菌粉末与注射用浓溶液。

1. 注射剂的类别划分

（1）按物态划分。

第一，液体注射剂。液体注射剂亦称注射液，俗称"水针"。系将药物配制成溶液（水性或非水性）、混悬液或乳浊液，装入安瓿或多剂量容器中而成的制剂。主要是根据药物的性质与医疗的要求来决定的。一般水溶性药物要求在注射后达到速效，故多配成水溶液或水的复合溶液（如在水溶液中另加乙醇、丙二醇、甘油等）。液体注射剂按容量分为小容量注射剂（20 mL以下，常规为1、2、5、10、20 mL）、大容量注射剂（50 mL以上，常规为50、100、250、500 mL等）。

第二，注射用粉剂。注射用粉剂俗称"粉针"。某些药物稳定性较差，制成溶液后易分解变质。这类药物一般可采用无菌操作法，将供注射用的灭菌粉状药物装入安瓿或其他适宜容器中，临用时用适当的溶媒溶解或混悬，如青霉素、链霉素、苯巴比妥钠等均可制成"粉针"。

（2）按给药部位划分。

第一，皮内注射剂。皮内注射剂注射于表皮与真皮之间，一般注射部位在前臂。一次注射剂量在0.2 mL以下，常用于过敏性试验或疾病诊断，如青霉素皮试液、白喉诊断毒素等。

第二，皮下注射剂。皮下注射剂注射于真皮与肌肉之间的松软组织内，注射部位多在上臂外侧，一般用量为1~2 mL。皮下注射剂主要是水溶液，但药物吸收速度稍慢。由于人的皮下感觉比肌肉敏感，故具有刺激性的药物及油或水的混悬液，一般不宜用作皮下注射。有时患者血管不易找到或其他原因，大剂量输液也可皮下滴注。

第三，肌内注射剂。肌内注射剂注射于肌肉组织中，注射部位大多在臀肌或上臂三角肌。肌内注射较皮下注射刺激小，注射剂量一般为1~5 mL。肌内注射除水溶液外，尚可注射油溶液、混悬液及乳浊液。油注射液在肌肉中吸收缓慢而均匀，可起延效作用。

第四，静脉注射剂。静脉注射剂注入静脉使药物直接进入血液，因此，药效最快，常供急救、补充体液和营养供给用。由于血管内容量大，大剂量的静脉注射剂又称为"输液剂"。由于血液具有缓冲作用，因此小量缓慢注射时对血液的pH与渗透压无太大影响，若注入大量的注射液，则须考虑pH及渗透压。静脉注射较皮下或肌内注射的副作用多，凡能导致红细胞溶解或使蛋白质沉淀的药液，均不宜静脉给药。静脉注射剂一般不应加入抑菌剂。

第五，脊椎腔注射剂。脊椎腔注射剂注入脊椎四周蛛网膜下隙内。由于神经组织比较敏感，且脊椎液循环较慢，故注入一次剂量不得超过10 mL，且要求使用最纯净的水溶液，其pH为5.0~8.0，渗透压亦应与脊椎液相等。否则由于渗透压紊乱或其他作用，很快会引起患者头痛和呕吐等不良反应。总之对脊椎腔注射剂的制备与应用应严格要求。

2. 注射剂的主要特点

注射剂的特点：①剂量准确、药效迅速、作用可靠；②适用于不宜口服给药的患者和不宜口服的药物；③可发挥局部定位作用，但使用不方便，注射时易引起疼痛；④易发生交叉污染、安全性低；⑤生产工艺复杂，对生产的环境及设备要求高，生产费用较大，价格较高。

3. 注射剂的质量要求

所有注射剂，除应有制剂的一般要求外，还必须符合下列各项质量要求：

（1）无菌。注射剂内不应含有任何活的微生物，必须符合《中国药典》无菌检查的要求。

（2）无热原。注射剂内不应含热原，特别是用量一次超过 5 mL 以上、供静脉注射或脊椎注射的注射剂，必须是热原检查合格的。

（3）澄明。溶液型注射剂内不得含有可见的异物或混悬物，应符合中华人民共和国国家卫生健康委员会关于澄明度检查的有关规定。

（4）安全。注射剂必须对机体无毒性反应和刺激性。

（5）等渗。对用量大、供静脉注射的注射剂应具有与血浆相同的或略高的渗透压。

（6）pH。注射剂应具有与血液相等或相近的 pH。

（7）稳定。注射剂必须具有必要的物理稳定性和化学稳定性，以确保产品在贮存期安全、有效。

此外，有些注射剂还应检查是否有溶血作用、致敏作用等，对不合规格要求的严禁使用。

4. 注射剂的溶剂分析

（1）纯化水：①普通药物制剂的溶剂或试验用水；②中药制剂（注射剂、滴眼剂等）的提取溶剂；③非灭菌制剂用器具的精洗用水；④不可用作注射剂的稀释和配制。

（2）注射用水：①亦称为无热原水，是将纯化水除热原后所得；②可作为注射剂、滴眼剂的溶剂、容器的精洗用水。

（3）灭菌注射用水：①要求无菌、无热原，是将注射用水灭菌后所得；②作为注射剂的稀释剂、注射用灭菌粉末的溶剂。

（4）乙醇：本品可供静脉或肌内注射。采用乙醇为注射溶剂时浓度可达 50%，但乙醇浓度超过 10% 时可能会有溶血作用或疼痛感。

（5）丙二醇（PG）：经常与水、乙醇、甘油混溶，供静脉注射或肌内注射。能溶解多种挥发油，复合注射用溶剂中常用的含量为 10%~60%，用作皮下或肌内注射时有局部刺激性。

（6）聚乙二醇（PEG）：溶于水、乙醇，化学性质稳定，PEG300、PEG400 均可用作注射用溶剂。

（7）甘油：与水或醇可任意混溶，在挥发油和脂肪油中不溶。由于黏度和刺激性较大，不单独作注射剂溶剂用，常与乙醇、丙二醇、水等组成复合溶剂。

（8）注射用油：常用的有大豆油、茶油、花生油、麻油、玉米油、橄榄油、棉籽油等，经过精制后可供注射用。注射用油的质量要求应符合《中国药典》的相关规定。

5. 注射剂的附加剂

（1）增加主药溶解度的附加剂常用的有：①吐温-80。常用增溶剂，常用量 0.5% ~ 1%。主要应用于肌内注射，有轻微的降压与溶血作用，静脉注射慎用。应注意含有鞣质或酚性成分时，若溶液偏酸性，加入吐温-80 会出现浑浊。含酚性成分，加入吐温-80 会降低杀菌效果。吐温-80 灭菌过程中，会出现浑浊。应先将被增溶药物与吐温-80 混匀，再溶解。②胆汁胆酸类的钠盐。常用量 0.5% ~ 1.0%。常用的有牛胆汁、猪胆汁、羊胆汁等，有杂质，需要加工处理。应注意药液的 pH，pH 大于 6.9，性质稳定；pH 小于 6.0，会降低增溶效果，影响制剂的澄明度。③甘油。甘油是鞣质与酚性成分良好的溶剂，用量一般为 15% ~ 20%。④其他。助溶剂，如有机酸及其钠盐、酰胺与胺类，为复合溶剂系统。

（2）帮助主药混悬或乳化的附加剂（助悬剂、乳化剂），应符合下列质量要求：①无抗原性、无毒性、无热原、无刺激性、不溶血；②耐热，在灭菌条件下不失效；③有高度的分散性和稳定性，用少量即可达到目的；④供静脉注射用的助悬剂、乳化剂必须严格控制其粒径大小，一般应小于 1 nm，个别粒径不大于 5 nm。

（3）常用的助悬剂包括吐温-80、司盘-85、普流罗尼克 F-68、羧甲基纤维素、海藻酸钠、聚乙烯吡咯烷酮、明胶、甘露醇、山梨醇、单硬脂酸铝、硅油等。

（4）常用的乳化剂包括卵磷脂、豆磷脂、普流罗尼克 F-68、氧乙烯丙烯聚合物等。

（5）防止主药氧化的附加剂：目的是防止注射剂中由于主药的氧化产生的不稳定现象。防止主药氧化除采用降低温度、避免光照、驱尽氧气、调至稳定性好的 pH 及控制微量金属离子等措施外，加入抗氧剂也起重要作用。

（6）常用抗氧剂及用量：抗氧剂为一类易被氧化的还原剂，包括焦亚硫酸钠（0.1% ~ 0.2%）、亚硫酸氢钠（0.1% ~ 0.2%）、亚硫酸钠（0.1% ~ 0.2%）、硫代硫酸钠（0.1%）、硫脲（0.05% ~ 0.1%）、维生素 C（0.05% ~ 0.2%）等。

（7）常用金属络合剂：金属离子加速某些化学成分的氧化分解，导致制剂变质，可与金属络合剂生成稳定的络合物，包括依地酸二钠或依地酸钠钙，常用量为 0.01% ~ 0.05%。此外，环己二胺四醋酸钠、N-羟基乙二胺三醋酸等也可用。

（8）驱除氧气的惰性气体：将高纯度的惰性气体 N_2 或 CO_2 通入供配液的注射用水或已配好的药液中，使之饱和以驱尽溶解的氧气，并在药液灌入安瓿后立即通入 N_2 或 CO_2，以置换药液面上空间的氧气，然后再封口。

（9）调节 pH 的附加剂：包括酸、碱和缓冲剂。目的为减少对机体造成的局部刺激，增加药液的稳定性及加快药液的吸收。从机体的适应性和稳定性考虑，药液应调至适宜的 pH 范围。在药物稳定性良好的前提下，药液的 pH 最好在正常人体液的 pH 即 7.4 左右或 7.0 ~ 7.6。仅有少数品种，允许 pH 在 4 ~ 9，常用于调 pH 的附加剂有盐酸、硫酸、枸橼酸、氢氧化钠（钾）、碳酸氢钠、磷酸氢二钠、磷酸二氢钠等。

（10）抑制微生物繁殖的附加剂：为了防止注射剂在制造和使用过程中污染微生物，特别是采用低温灭菌、滤过除菌或无菌操作法制备的注射液，以及多剂量的注射液，应加入适宜抑菌剂。但用于静脉或脊髓注射的注射液一律不得加抑菌剂；剂量超过 5 mL 的注射剂加抑菌剂时应特别慎重。

抑菌剂应符合 5 项要求：①抑菌效能可靠；②对人体无毒害；③与主药无配伍禁忌，不影响药效与质量检查；④性质稳定，不易受温度、pH 等影响而影响抑菌效果；⑤不与橡胶塞起反应。

注射剂中常用的抑菌剂及用量：苯酚（0.25%～0.5%）、甲酚（0.25%～0.3%）、氯甲酚（0.05%～0.2%）、三氯叔丁醇（0.25%～0.5%）、硝酸苯汞（0.001%～0.002%）、苯甲醇（1%～3%）、尼泊金类（0.1%左右）等。

（11）减轻疼痛的附加剂：为减轻注入注射剂时人体产生的疼痛，应酌情加局部镇痛剂。常用的镇痛剂及用量：苯甲醇（1%左右）、盐酸普鲁卡因（0.5%～2.0%）、盐酸利多卡因（0.2%～1.0%）、三氯叔丁醇（0.3%～0.5%）。

（12）调节渗透压的附加剂：维持血浆的渗透压，不仅是细胞生存所必需的，还与保持体内水分平衡有关，故注射剂的渗透压应尽量与血浆相等。凡与血浆、泪液具有相同渗透压的溶液称为等渗溶液，如 0.9%氯化钠溶液和 5%葡萄糖注射液。注入高渗溶液，红细胞会因水分渗出而发生细胞萎缩，不过机体对渗透压具有一定的调节功能，只要输入量不太大，速度不太快，不致产生不良影响。

常用渗透压调节剂：葡萄糖、氯化钠、磷酸盐或枸橼酸盐等。

最常用的调节等渗的计算方法：冰点降低数据法和氯化钠等渗当量法。

冰点降低数据法：血浆冰点为 -0.52 ℃，任何溶液冰点降低为 -0.52 ℃，与血浆等渗。

氯化钠等渗当量法：氯化钠等渗当量指 1 g 药物呈现的等渗效应相当于氯化钠的克数。

等渗溶液：渗透压与血浆渗透压相等的溶液。有些等渗溶液（硼酸、盐酸麻黄碱、盐酸可卡因、盐酸乙基吗啡）不能使红细胞的体积和形态保持正常。

等张溶液：与红细胞膜张力相等的溶液，等张溶液中红细胞能保持正常的体积和形态，更不会发生溶血。

6. 注射剂的热原

热原系指能引起恒温动物体温异常升高的致热物质。它包括细菌性热原、内源性高分子热原、内源性低分子热原及化学热原等。这里所指的"热原"，主要是指细菌性热原，是某些细菌的代谢产物、细菌尸体及内毒素。致热能力最强的是革兰阴性杆菌的产物，其次是革兰阳性杆菌类，革兰阳性球菌则较弱，霉菌、酵母菌，甚至病毒也能产生热原。

（1）热原的性质。

水溶性：热原能溶于水。

不挥发性：热原本身不挥发，但因溶于水，在蒸馏时可随水蒸气进入蒸馏水中。一次蒸馏不能百分百除去热原。

耐热性：热原的耐热性较强，一般经 60 ℃加热 1 h 不受影响，100 ℃也不会发生热解，但在 120 ℃下加热 4 h 能被破坏 98% 左右，在 180~200 ℃下干热 2 h 或 250 ℃加热 30~45 min 或 650 ℃加热 1 min 可使热原彻底破坏。在注射剂灭菌条件下，热原不能被完全破坏。

过滤性：热原体积较小，一般滤器均可通过，不能被截留去除，但活性炭可吸附热原，纸浆滤饼对热原也有一定的吸附作用。

其他性质：热原能被强酸、强碱、强氧化剂（高锰酸钾、过氧化氢）、超声波等破坏。因热原在水溶液中带有电荷，所以也可使用某些离子交换树脂吸附。

（2）热原的污染途径。

溶剂带入：注射剂被热原污染的主要途径。

原辅料带入：原辅料本身质量不合格，工艺不合理，贮存时间过长或包装不符合要求，均易受到微生物污染而导致热原产生。

容器或用具带入：由于外界环境导致污染发生。

制备过程带入：工作人员未严格执行操作规程。

使用过程带入：常由于注射器具的污染而造成。

（3）热原的除去方法。

除去药液中热原的方法：①活性炭吸附法。在配液时加入 0.1%~0.5%（溶液体积）的针用一级活性炭，煮沸并搅拌 15 min，即能除去大部分热原。活性炭还有脱色、助滤、除臭作用。但活性炭也会吸附部分药液，故使用时应过量投料，但小剂量药物不宜使用。②离子交换法。热原在水溶液中带负电荷，可为阴离子树脂所交换，但树脂易饱和，须经常再生。③凝胶过滤法。凝胶为一分子筛，利用热原与药物分子量的差异，可将两者分开。但当两者分子量相差不大时，不宜使用。④超滤法。超滤膜的膜孔仅为 3.0~15 nm，故可有效去除药液中的细菌与热原。

除去器具上热原的方法：①酸碱法。因热原能被强酸、强碱或强氧化剂等破坏，所以玻璃容器、用具及输液瓶等均可使用重铬酸钾硫酸洗液浸泡以破坏热原。②高温法。注射用针头、针筒及玻璃器皿等，先洗涤洁净并烘干后，再在 180 ℃加热 2 h 或 250 ℃加热 30 min 以上可破坏热原。

除去溶媒中热原的方法：①蒸馏法。利用热原的不挥发性来制备注射用水，但由于热原具有水溶性，因此蒸馏器要有隔沫装置，挡住雾滴的通过，避免热原进入蒸馏水中。②反渗透法。用醋酸纤维素膜和聚酰胺膜制备注射用水可除去热原，与蒸馏法相比，此法具有节约热能和冷却水的优点。

7. 注射剂的溶解度与溶出速度

(1) 溶解度及其影响因素。

溶解度：药物的溶解度系指在一定温度和气压下，在一定量溶剂中达到饱和时溶解的最大药量。

影响溶解度的因素：①药物分子结构与溶剂。药物在溶剂中溶解是药物分子与溶剂分子间相互作用的结果，即根据相似相溶原则，若药物、溶剂分子间的极性相差较小，则药物溶解度大，反之，则溶解度小。②温度。温度对溶解度影响很大，其影响取决于溶解过程是吸热过程还是放热过程。为吸热过程时，溶解度就随温度升高而升高；如果溶解为放热过程，溶解度就随温度升高而降低。③药物的晶型。稳定型药物溶解度小，无定型药物溶解度大。多数情况下，溶解度和溶出速度的顺序排列为水合物<无水物<有机溶剂化物。④粒子大小。一般可溶性药物的溶解度与药物粒子大小无关，但对于难溶性药物，当药物粒子很小（≤0.1 μm）时，药物溶解度随粒径减小而增加。⑤加入第三种物质。如加入助溶剂、增溶剂可以增加药物的溶解度；加入某些电解质可能因同离子效应而降低药物的溶解度，例如许多盐酸盐药物在0.9%氯化钠溶液中的溶解度比在水中低。

(2) 增加药物溶解度的方法。

第一，加入增溶剂。表面活性剂能增加难溶性药物在水中的溶解度。

第二，加入助溶剂。常用助溶剂有三类：①无机盐，如碘化钾等；②某些有机酸及其钠盐，如苯甲酸钠、水杨酸钠、对氨基苯甲酸钠等；③酰胺化合物，如氨基甲酸乙醋（乌拉坦）、尿素、烟酰胺、乙酰胺等。

第三，制成盐类。某些难溶性弱酸、弱碱，可制成盐而增加其溶解度。

第四，使用混合溶剂。潜溶是指药物在混合溶剂中的溶解度比在各单纯溶剂中的溶解度大，而且能出现极大值。这种混合溶剂称为潜溶剂，如乙醇、丙二醇、甘油、PEG300、PEG400与水组成混合溶剂。

第五，制成共晶。药物共晶是药物活性成分与合适的共晶试剂通过分子间作用力（如氢键）形成的一种新晶型，共晶可以在不破坏药物共价结构的同时改变药物的理化性质，包括提高溶解度和溶出速度。

此外，提高温度、改变 pH 可促进药物的溶解；应用微粉化技术可减小粒径，促进溶解并提高药物的溶解度；包合技术等新技术的应用也可促进药物的溶解。

(3) 溶出速度。药物的溶出速度是指单位时间内药物溶解进入溶液主体的量。固体药物的溶出速度可用 Noyes-Whitney 方程表示：

$$dC/dt = KS(Cs - C) \tag{1-1}$$

式中，dC/dt 为溶出速度，S 为固体的表面积，Cs 为溶质在溶出介质中的溶解度，C 为 t 时刻溶液中溶质的浓度，K 为溶出速度常数。溶出速度主要受扩散控制。

对同样大小的固体药物，孔隙率越高，表面积越大；同一重量的固体药物，其粒径越小，表面积越大。温度升高，大多数药物溶解度增大、扩散增强、黏度降低，溶出速度加快。少数药物溶解度则会随温度的增加而下降，溶出速度也会随之减慢。溶出介质的体积小，溶液中药学浓度高，溶出速度慢；反之则溶出速度快。

8. 注射剂的临床应用与注意事项

注射剂是临床常用的给药方式，常见的有肌内注射、皮内注射、皮下注射及静脉注射等。

（1）注射剂的应用：①用于不适宜口服或口服生物利用度低的药物，如青霉素。治疗胃肠道相关疾病的药物，一般使用注射剂。②患者存在吞咽困难或明显的吸收障碍，一般使用注射剂。③需要发挥药效较快的时候使用注射剂。④没有合适的口服剂型的药物，如氨基酸类或胰岛素制剂。

（2）注意事项：①由于液体制剂稳定性相对较差，提倡使用前临时配制以保证疗效、减少不良反应；②应尽可能减少注射次数，即急性或紧急情况下先用注射剂，病情得到控制后马上改为口服给药，其他给药途径能够达到治疗效果时就尽量不要注射给药；③应尽量减少注射剂中的药物配伍，以避免不良反应和配伍禁忌的出现；④在必须选用注射剂时，优先选用肌内注射；⑤保证安全、有效，应严格掌握注射剂量和疗程。

（二） 输液

输液是由静脉滴注输入体内的大剂量（一次给药在 100 mL 以上）注射液。通常包装在玻璃或塑料的输液瓶或袋中，不含防腐剂或抑菌剂。使用时通过输液器调整滴速，持续而稳定地进入静脉，以补充体液、电解质或提供营养物质。由于其用量大而且是直接进入血液，故质量要求高，生产工艺等亦与小针注射剂有一定差异。

1. 输液的类别划分

（1）电解质输液，如氯化钠注射液、复方氯化钠注射液、乳酸钠注射液等。临床用于补充体内水分、电解质，纠正体内酸碱平衡等。

（2）营养输液，如葡萄糖注射液、氨基酸输液、脂肪乳剂输液等。用于口服不能吸收营养的患者补充供给体内热量、蛋白质和人体必需的脂肪酸和水分等。

（3）胶体输液，有明胶类、多糖类、高分子聚合物等，如明胶、右旋糖酐、淀粉衍生物、聚维酮等。与血液等渗或高渗，不易通过血管壁，可使水分较长时间在血液循环系统内保持，产生增加血容量和维持血压的效果。

（4）含药输液，即含有治疗药物的输液，如氧氟沙星葡萄糖输液。

2. 输液的主要特点

（1）电解质输液调节体液酸碱平衡，纠正体内电解质代谢紊乱。

（2）胶体输液维持血容量以防治休克。

（3）营养输液能够补充营养、热量和水分。

（4）有解毒作用，用以稀释毒素、促使毒物排泄。

（5）抗生素、强心药、升压药等多种注射液加入输液中静脉滴注，起效迅速，疗效好，且可避免高浓度药液静脉推注对血管的刺激。

3. 输液的质量要求

（1）在无菌、透明度及无热原这三项上，应特别注意。它们也是输液生产中经常出现问题的主要方面。

（2）含量、色泽、pH 也应符合要求，pH 应在保障疗效和制品稳定的基础上，力求接近人体的 pH，过高或过低都会引起酸或碱中毒。

（3）输液的渗透压应调为等渗或偏高渗，这样可不引起血象的异常变化。

（4）输液不得含有引起过敏反应的异性蛋白和降压药物，不得损害肝、肾。

（5）输液不得添加任何抑菌剂，并在存储过程中质量稳定。

4. 输液的质量检查

（1）异物微粒检查。≥100 mL 的静脉滴注用注射液进行不溶性微粒检查，可见异物按《中国药典》中的方法检查，若发现有崩盖、歪盖、松盖、漏气、隔离薄膜脱落的成品，视为不合格。

（2）对于注射液，热原和无菌检查都非常重要。

（3）有效成分的含量、pH 及渗透压须严格检查。

5. 输液存在的问题

（1）染菌问题：有些会出现明显的外观变化，如由于输液生产过程中严重污染、灭菌不彻底、瓶塞松动、漏气等原因，输液出现浑浊、霉团、产气等染菌现象；也有一些外观并无太大变化。染菌输液严重危害机体健康，甚至危及生命。

（2）热原问题：热原问题一直是输液的常见问题，不容忽视。

（3）可见异物与不溶性微粒的问题。

第三节　药物化学分析

药物化学是一门发现与发明新药、合成化学药物、阐明药物化学性质、研究药物分子与生物大分子之间相互作用规律的综合性学科；是一门历史悠久的经典科学，具有坚实的发展基础，积累了丰富的内容；是连接药物领域各学科知识的重要桥梁。其研究内容既包含化学科学，又涉及生命科学的内容；既要研究化学药物的化学结构特征，以及与此相联系的理化性质、稳定性状况，同时又要了解药物进入体内后引起的生物效应、毒副作用及生物转化等。

一、药物与药物命名

（一）　药物的来源与类别

（1）化学合成药物。化学合成药物是指通过化学合成方法得到的小分子量的有机或无机药物。这些药物都具有确定的化学结构和明确的药物作用和机制。

（2）来源于天然产物的药物。来源于天然产物的药物是指从天然产物中提取得到的有效单体、通过发酵方法得到的抗生素以及半合成方法得到的天然药物和半合成抗生素。在这些药物中，有些是直接从天然的植物，如草、叶、根、茎、皮等，提取得到的天然活性物质；有的是通过生物发酵得到的抗生素；也有很大一部分是以天然活性物质或抗生素为原料，通过化学半合成或生物合成的方法得到的半合成天然药物或半合成抗生素。

（3）生物技术药物。生物技术药物是指所有以生物物质为原料的各种生物活性物质及其人工合成类似物，以及通过现代生物技术制得的药物。生物技术药物包括细胞因子、重组蛋白质药物、抗体、疫苗和寡核苷酸药物等，可用于防治肿瘤、心血管疾病、糖尿病等多种疾病，在临床上已有广泛应用。

（二）　化学药物与药物命名

1. 化学药物

（1）化学药物定义。从天然矿物、动植物中提取的有效成分，以及经过化学合成或生物合成而制得的药物，统称为化学药物。化学药物是结构明确的有预防、治疗、诊断疾病，或调节人体功能、提高生活质量、保持身体健康等功能的特殊化学品。化学药物是以化合物作为其物质基础，以药效发挥的功效（生物效应）作为其应用基础的，通常指有机化合物，结构由母核+化学官能团组成。

（2）化学药物分类。根据其母核可分为两种：第一，只含有碳氢原子的脂肪烃环、芳烃环；第二，除含有碳氢原子外，还含有氧、氮、硫等杂原子的杂环。

2. 常见的药物命名

（1）通用名（国际非专利药名，INN）：指国家药典委员会根据世界卫生组织（WHO）推荐使用的国际非专利药名编写的"中国药品通用名称"。原则：发音和拼写清晰明了，名词不宜太长；同属一类药理作用的相似药物，适当表明其关系；应避免可能给患者有关解剖学、生理学、病理学、治疗学的暗示。特点：不受专利和行政保护；是所有教材、文献、资料、药典及药品说明书中使用的名称；按照 WHO 原则命名，不能和已有的名称相同，也不能和商品名相似。

（2）化学名：根据化学结构式进行的命名，可参考国际纯粹和应用化学联合会公布的有机化学命名法和中国化学会公布的有机化学命名原则。

（3）商品名：制药企业为保护自己所开发产品的生产权和市场占有权而使用的名称。其特点为：可以进行注册和申请专利保护；不能暗示药物的疗效和用途。

二、药物结构与化学活性

（一）药物结构与官能团

（1）药物的主要结构骨架与药效团。化学合成药物中的有机药物、天然药物及其半合成药物都是有机化合物，这些药物都是由一个核心的主要骨架结构（又称母核）和与之相连接的基团或片段（又称为药效团）组成。药物的母核主要有脂环（含萜类和甾体）、芳环和芳杂环等。

（2）药物的典型官能团对生物活性的影响。

烃基：分子中引入烃基，可改变溶解度、解离度、分配系数，还可增加位阻，从而增加稳定性。如环己巴比妥属于中时效巴比妥类药物，而在巴比妥结构的氮原子上引入甲基后成为不易解离的海索比妥（pKa8.40），在生理 pH 环境下未解离的分子态占 90.91%，口服后大约 10 min 即可生效。

卤素：可影响分子间的电荷分布、脂溶性及药物作用时间，如氟奋乃静的镇静作用比奋乃静强 4~5 倍。

羟基和巯基：引入羟基可增强与受体的结合力，增加水溶性，改变生物活性。羟基取代在脂肪链上，常使活性和毒性下降。羟基取代在芳环上时，有利于和受体的碱性基团结合，使活性和毒性均增强。当羟基酰化成酯或烃化成醚后，其活性多降低。巯基形成氢键的能力比羟基低，引入巯基时，脂溶性比相应的醇高，更易于吸收。巯基有较强的亲核性，可与 α、β-不饱和酮发生加成反应，还可与重金属作用生成不溶性的硫醇盐，故可作为解毒药，如二巯丙醇。

醚和硫醚：醚类化合物的氧原子具有亲水性，碳原子具有亲脂性，可使醚类化合物在脂-水交界处定向排布，易于通过生物膜。硫醚与醚类化合物的不同点是前者可氧化成亚砜或砜，它们的极性强于硫醚，因此同受体结合的能力及作用强度有很大的不同。

磺酸、羧酸和酯：磺酸基的引入，使化合物的水溶性和解离度增加而不易通过生物膜，导致生物活性减弱，毒性降低。但仅有磺酸基的化合物一般无生物活性。

羧酸成盐可增加水溶性。解离度小的羧酸可与受体的碱性基团结合，因而对增加其活性有利。羧酸成酯可增大脂溶性，易被吸收，其生物活性也增强。酯类化合物进入体内后，易在体内酶的作用下发生水解反应生成羧酸，有时利用这一性质，将羧酸制成酯的前药，可降低药物的酸性，减少对胃肠道的刺激性。

酰胺：在构成受体或酶的蛋白质和多肽结构中含有大量的酰胺键，因此酰胺类药物易与生物大分子形成氢键，增强与受体的结合能力。

胺类：胺类药物的氮原子上含有未共用电子对，一方面显示碱性，易与核酸或蛋白质的酸性基团成盐；另一方面，氮原子又是较好的氢键接受体，能与多种受体结合，表现出多样的生物活性。一般伯胺的活性较高，仲胺次之，叔胺最低。季铵易电离成稳定的铵离子，作用较强，但水溶性大，不易通过生物膜和血脑屏障，以致口服吸收效果不好，也无中枢作用。

（二） 药物化学结构与生物活性

1. 药物与作用靶标结合的化学本质

药物在和生物大分子作用时一般是通过键合的形式进行结合的，这种键合形式有共价键和非共价键两大类。

（1）共价键键合。共价键键合是一种不可逆的结合形式。例如，烷化剂类抗肿瘤药物环磷酰胺与 DNA 中鸟嘌呤碱基形成共价结合键，产生细胞毒性。

（2）非共价键的键合类型。

范德华力：来自分子间暂时偶极产生的相互吸引，如局部麻醉药普鲁卡因与受体的作用。范德华力是非共价键键合方式中最弱的一种。

氢键：氢键是有机化学中最常见的一种非共价作用形式，也是药物和生物大分子作用的最基本的化学键合形式。由 O、N、S 等原子与氢原子形成，如磺酰胺类利尿药通过氢键和碳酸酐酶结合，其结合位点与碳酸和碳酸酐酶结合位点相同。

疏水性相互作用：药物结构中非极性链部分和生物大分子中非极性链部分相互作用时形成。

电荷转移复合物：电子在供机体和接受体之间转移而形成，如抗疟药氯喹。

离子-偶极和偶极-偶极相互作用：电子不对称分布，如乙酰胆碱和受体的作用。

2. 药物的手性特性及其对药物作用的影响

在药物分子结构中引入手性中心后，得到一对互为实物与镜像的对映异构体，其理化性质基本相似，仅仅是旋光性有所差别。含有手性中心的药物称为手性药物，手性药物的对映体之间药物活性的异同点如下：

(1) 对映异构体之间具有等同的药理活性和强度：这类药物起作用的往往是手性中心而不涉及活性中心，属于静态手性类药物。多数 I 类抗心律失常药的两个对映体具有类似的电生理活性。如对普罗帕酮而言，其两个对映体抗心律失常的作用是一致的。氟卡尼的两个对映体，尽管在药物动力学方面存在立体选择性差异，但在降低 0 相最大动作电位和缩短动作电位时程方面，两个对映体是相似的，其人体试验也证实单一对映体与外消旋体的临床效果是一致的。

(2) 对映异构体之间产生相同的药理活性，但强弱不同：如组胺类抗过敏药氯苯那敏，其右旋体的活性高于左旋体，原因是分子中的手性碳原子离芳环近，对药物受体相互作用产生空间选择性。一些非甾体抗炎药物如萘普生，$(S)-(+)$-对映体的抗炎和解热镇痛活性为 $(R)-(-)$-对映体的 $10\sim20$ 倍。对于这类芳基烷酸类抗炎药物，高活性成分为 $(S)-(+)$-对映体，低活性的是 $(R)-(-)$-对映体。这类药物 (R)-对映体往往在体内可转化为高活性-(R)-对映体。

(3) 对映异构体中一个有活性，一个没有活性：这种情况比较多，例如，对于抗高血压药物 L-甲基多巴，仅 L-构型的化合物有效。氨己烯酸只有 (S)-对映体是 GABA 转氨酶抑制剂。产生这种构型与活性差异的原因，部分是受体对药物的空间结构要求比较严格。

(4) 对映异构体之间产生相反的活性：这类药物的对映体与受体均有一定的亲和力，但通常只有一种对映体具有活性，另一对映体反而起拮抗剂的作用。$(+)$-哌西那朵具有阿片样作用，而 $(-)$-对映体则呈拮抗作用，即 $(+)$-对映体是阿片受体激动剂，而 $(-)$-对映体为阿片受体拮抗剂。但由于其 $(+)$-对映体具有更强的作用，其外消旋体表现为部分激动剂作用。

(5) 对映异构体之间产生不同类型的药理活性：这类药物通过作用于不同的靶器官、

组织而呈现不同的作用模式。右丙氧酚是镇痛药，而左丙氧酚则为镇咳药，这两种对映体在临床上用于不同的目的。奎宁为抗疟药，其对映异构体奎尼丁则为抗心律失常药。

（6）一种对映体具有药理活性，另一种对映体具有毒性作用。

手性药物两个对映体分别起不同的治疗作用和毒副作用，见表1-8。

表1-8　手性药物两个对映体分别起不同的治疗作用和毒副作用

药物	产生治疗作用的对映体	产生毒副作用的对映体
氯胺酮	(S)-体，催眠、镇痛	(R)-体，术后幻觉
青霉胺	$(-)$-体，免疫抑制、抗风湿	$(+)$-体，致癌
四咪唑	(S)-体，广谱驱虫药	(R)-体，呕吐
米安色林	(S)-体，抗抑郁	(R)-体，细胞毒作用
左旋多巴	(S)-体，抗震颤麻痹	(R)-体，竞争性拮抗

三、药物化学结构与代谢

（一）药物代谢与生物转化

（1）药物代谢。药物代谢是通过生物转化将药物（通常是非极性分子）转变成极性分子，再通过人体的正常系统排泄至体外的过程。

（2）药物的生物转化。药物的生物转化通常分为以下二相：

第Ⅰ相生物转化，也称为药物的官能团化反应，是体内的酶对药物分子进行氧化、还原、水解、羟基化等反应，使药物分子极性增加。

第Ⅱ相生物结合，是将第Ⅰ相中药学产生的极性基团与体内的内源性成分，如葡萄糖醛酸、硫酸、甘氨酸或谷胱甘肽，经共价键结合，生成极性大、易溶于水和易排出体外的结合物。也有药物经第Ⅰ相反应后，直接排出体外。

（二）药物结构与第Ⅰ相生物转化的规律

（1）含芳环的药物。含芳环的药物主要发生氧化代谢，生成酚。例如苯妥英、保泰松、可乐定、丙磺舒和华法林。

（2）烯烃和炔烃的药物。烯烃化合物主要发生环氧化代谢，例如卡马西平；炔烃化合物主要发生氧化代谢，例如炔雌醇。

（3）烷烃的药物。烷烃的药物在体内代谢生成羟基，进一步氧化成羧酸（氧化反应）。例如丙戊酸钠、地西泮（生成活性代谢产物）、甲苯磺丁脲。

（4）含卤素的药物。含卤素的药物主要发生氧化脱卤素反应。例如氯霉素。

（5）胺类药物。胺类药物的氧化代谢主要发生在两个方面：一是发生 N-脱烷基化和脱氨反应；二是发生 N-氧化反应。N-脱烷基化代谢是重要和主要的代谢途径。例如普萘洛尔、利多卡因（在体内代谢生成脱乙基代谢产物）、丙咪嗪（代谢生成有活性的 N-去甲基化的地昔帕明）。

（6）含氧的药物。醚类药物发生 O-脱烷基化反应，生成醇或酚，以及羰基化合物。例如可待因（经 O-脱甲基后生成吗啡，是可待因产生成瘾性的原因）、非那西汀、吲哚美辛。醇类药物发生氧化反应。例如非甾体抗炎药甲芬那酸。酮类药物发生还原反应。例如镇痛药美沙酮。

（7）含硫的药物。硫醚类药物，例如，经 S-脱烷基生成硫醚，抗肿瘤活性的药物 6-甲基硫嘌呤发生氧化代谢。除发生 S-烷基代谢外，可进一步氧化生成亚砜，亚砜还会被进一步氧化生成砜，如驱虫药阿苯哒唑。含硫羰的药物发生氧化脱硫代谢。例如硫喷妥、噻替哌。亚砜类药物则可能经过代谢氧化成砜或还原成硫醚。例如非甾体抗炎药舒林酸，属前体药物。

（8）含硝基的药物。含硝基的药物发生还原反应。例如氯霉素。

（9）酯和酰胺类药物。酯和酰胺类药物发生水解反应。例如普鲁卡因、丙胺卡因、阿司匹林。

（三） 药物结构与第 II 相生物结合的规律

（1）药物或其代谢物中被结合的基团通常是羟基、氨基、羧基、杂环氮原子及巯基。

（2）与葡萄糖醛酸的结合反应：有四种类型，即 O-、N-、S-和 C-的葡萄糖醛苷化，如吗啡、氯霉素。

（3）与硫酸的结合反应：羟基化合物和胺类化合物，如沙丁胺醇。

（4）与氨基酸的结合反应，例如，苯甲酸和水杨酸在体内参与结合反应后生成马尿酸和水杨酰甘氨酸。

（5）与谷胱甘肽的结合反应：谷胱甘肽和酰卤的是体内解毒的反应，如白消安。

（6）乙酰化结合反应：将体内亲水性的氨基结合形成水溶性小的酰胺，如对氨基水杨酸。

（7）甲基化结合反应：降低被结合物的极性和亲水性，如肾上腺素。

第四节　药物分析学分析

一、药物分析学的性质与任务

（1）药物分析学的性质。药物分析学是一门研究与发展药品全面质量控制的"方法学科"，或者说是一门涉及多学科内容的综合性应用学科，是整个药物科学领域中一个重要的组成部分。药物分析学是一门方法学，它可以为药品的开发、研究提供良好的分析系统和手段，建立与改进研究方法。

（2）药物分析学的任务。

第一，药物分析学科的任务。药物分析工作不是一项消极的质量监督工作或分析检验工作，应该做到：①与生产单位紧密配合，控制药品生产过程中的质量；②与管理部门密切协作，考察药品的稳定性；③与使用单位密切配合，指导合理用药。药物分析不仅仅是静态的常规检验，而是运用现代分析的方法和技术，深入到工艺流程、反应历程、生物体内代谢过程和综合评价的动态分析监控中。总之其任务包括静态与动态两个方面。其中，静态为药品的常规理化检验和药品质量标准的研究与制定；动态为药物进入生物体内的综合评价，如生物利用度、生物等效性等。

第二，药物分析的主要任务包括对药品质量进行检验分析、对药品的生产过程进行质量控制、对药品的贮存过程进行质量控制，以及积极开展临床药物的分析。药物分析尤其在新药研发及药品生产等方面扮演着重要的角色。分析检验的对象涉及化学药物、中药、生物药品、药厂水质、洁净区环境、药品包装材料等。

二、新药的分析

（一）新药的来源

新药是指化学结构、药品组分和药理作用不同于现有药品的药物。根据《中华人民共和国药品管理法》及《药品注册管理办法》，新药系指未曾在中国境内上市销售的药品。对已上市药品改变剂型、改变给药途径、增加新适应证的药品，不属于新药，但药品注册按照新药申请的程序申报。后续对新药的概念进行了更改后，新药系指未曾在中国境内、外上市销售的药品。

新药的来源如下：

（1）根据有效药物的植物分类学寻找近亲品种进行筛选。例如，甘味药（人参、党参、黄芪）能补能缓，是因其大部分药物所含成分都是机体代谢所需要的营养物质，如氨基酸、糖类、苷类、维生素等。

（2）从有效药物的化学结构与药理活性关系推断，定向合成系列产品后进行筛选。

（3）对现有药物进行化学结构改造（半合成）或改变剂型，以获得高效、低毒、应用方便的药物。

（4）对于机体内在抗病物质（蛋白成分），利用 DNA 重组技术（即将 DNA 的特异基因区段分离并植入能迅速生长的细菌或酵母细胞，以获得所需要的大量蛋白药物）进行筛选。

（二） 新药的类别

1. 中药

（1）中药材的人工制成品；新发现的中药材及其制剂；中药材中提取的有效成分及其制剂；复方中提取的有效成分。

（2）中药注射剂；中药材新的药用部位及其制剂；中药材、天然药物中提取的有效部位及其制剂；中药材以人工方法在动物体内的制取物及其制剂；复方中提取的有效部位群。

（3）新的中药复方制剂；以中药疗效为主的中药和化学药品的复方制剂；从国外引种或引进养殖的习用进口药材及其制剂。

（4）改变剂型或改变给药途径的制剂；国内异地引种或野生变家养的动植物药材。

（5）增加新主治病症的药品。

2. 化学药品

（1）首创的原料药及其制剂。①通过合成或半合成的方法制成的原料药及其制剂；②天然物质中提取的或通过发酵提取的有效单体及其制剂；③国外已有药用研究报道，尚未获任一国家药品管理当局批准上市的化合物。

（2）已在国外获准生产上市，但未载入药典，我国也未进口的药品；用拆分、合成的方法首次制得的某一已知药物的光学异构体及其制剂；国外尚未上市的由口服、外用或其他途径改变为注射途径给药者，或由局部用药改为全身给药者（如口服、吸入等制剂）。

（3）由化学药品新组成的复方制剂；由化学药品与中药新组成的复方制剂并以化学药品发挥主要作用者；由已上市的多组分药物制备为较少组分的原料药及其制剂；由动物或其组织、器官提取的新的多组分生化药品。

（4）国外药典收载的原料药及其制剂；我国已进口的原料药和（或）制剂（已有进口原料药制成的制剂，如国内研制其原料药及制剂，亦在此列）；用拆分或合成的方法制得的某一已知药物的在国外已获准上市的光学异构体及其制剂。改变已知盐类药物的酸根、碱基（金属元素）制成的原料药及其制剂［此种改变应不改变其药理作用，仅改变其理化性质（溶解度、稳定性等），以适应贮存、制剂制造或临床用药的需要］；国外已上市的复方制剂及改变剂型的药品；用进口原料药制成的制剂；改变剂型的药品；改变给药途径的药品。

（5）已上市药品增加新的适应证者；需延长用药周期和（或）增加剂量者；未改变或减少用药周期和（或）降低剂量者；国外已获准此适应证者。

三、药物杂质的分析

（一） 药物杂质的特性

杂质是指药物中存在的无治疗作用或影响药物的稳定性和疗效，甚至对人体健康有害的物质。要求检查有效性、均一性、纯度要求、安全性。

（1）有效性：药物生物利用度。

（2）均一性：含量均匀度、溶出度、重量差异。

（3）纯度要求：指药物纯净程度，反映了药物质量的优劣，含有杂质是影响药物纯度的主要因素。

（4）安全性：异常毒性、热源、无菌。

药物的纯净程度，是反映药品质量的一项重要指标。在药物的生产和贮藏过程中会引入杂质，如药物的生产中常常要使用盐酸、硫酸等，如果洗涤不够，在成品中就会引入氯化物、硫酸盐等无机杂质。杂质的存在不仅影响药物质量，还反映出生产中存在的问题。进行药物的杂质检查既可保证用药的安全、有效，同时也为生产、流通过程的质量保证和企业管理的考核提供依据。

应把药物的性状、理化常数、杂质检查、含量测定等作为一个有联系的整体来评价药物的纯度。

（二） 药物杂质的来源

药物中的杂质主要有两个来源，分别为生产过程中引入和贮藏过程中产生。

1. 生产过程中的引入

（1）原料、反应中间体及副产物。

（2）试剂、溶剂、催化剂类。

（3）生产中所用金属器皿、装置以及其他不耐酸、碱的金属工具带来的杂质；药物在生产过程中由于所用原料药不纯、化学原料精制不完全、植物原料中的结构类似物分离不完全、由动物脏器提取的生物药品中一些组织分离不完全、部分原料反应不完全、反应中间体或副产物在精制时没有除净、生产中所用溶剂或试剂的残留、与生产器皿接触等都可能带入杂质。

2. 贮藏过程中的产生

药品因保管不善或贮藏时间过长，在外界条件如温度、湿度、日光、空气的影响下或因微生物的作用可能发生水解、氧化、分解、异构化、晶型转变、聚合、潮解和发霉等变化，产生有关杂质。

水解反应是药物容易发生的一种变质反应。易发生水解反应的结构：酯、内酯、酰胺、卤代烃、苷类等；易发生氧化反应的结构：醚、醛、酚羟基、巯基、亚硝基等。

（三） 药物杂质的分类

按杂质的来源分为一般杂质和特殊杂质。

（1）一般杂质。一般杂质是指自然界中分布较广泛，在多种药物的生产和贮藏过程中容易引入的杂质，如酸、碱、水分、氯化物、硫酸盐、砷盐、重金属等。

（2）特殊杂质。特殊杂质是指在个别药物的生产和贮藏过程中容易引入的杂质，也指在特定药物的生产和贮藏过程中引入的杂质，如阿司匹林中的游离水杨酸、甲硝唑中的2-甲基-5-硝基咪唑等。

按性质可分为信号杂质和有害杂质。

（1）信号杂质。一般无害，但其含量的多少可以反映出药物的纯度水平，如氯化物、硫酸盐等就属于信号杂质。

（2）有害杂质。有害杂质对人体有害，在药品标准中必须严格控制，如重金属、砷盐、氰化物等，药物的纯度是对药物中所含杂质及其最高限量的规定。

对药品来说，杂质含量越少越好。但是要把药物中的杂质完全除去，就会造成生产操作困难，降低收率，增加成本。另外，从药物的效用、调制和贮藏上来看也没有必要完全除去杂质。因此，在不至于对人体有害、不影响药物的疗效，以及便于生产、调制、贮藏的原则下，允许药物中存在一定量的杂质。允许存在的杂质的最高量就是杂质限量。

（四） 药物杂质的限量检查

（1）杂质限量的概念：药物中所含杂质的最大允许量，叫作杂质限量。通常用百分之几或百万分之几（ppm）来表示。最小杂质量≤杂质限量<最大杂质量。

（2）杂质限量检查的方法：进行杂质的限量检查时，可取一定量被检杂质的标准溶液与一定量供试品在相同条件下处理后，比较反应结果，以确定杂质含量是否超过规定。使用此方法时，需注意平行原则。即供试品和标准溶液应在完全相同的条件下反应，所加入的试剂、反应的温度、放置的时间等均应相同。只有这样，反应的结果才有可比性。

不与标准溶液进行对比，而在供试品溶液中加入试剂，在一定条件下反应，观察有无正反应出现，以不出现正反应为合格，即以该检测条件下反应的灵敏度来检查杂质限量。

四、体内药物检测分析

体内药物检测是由药物分析学派生出来的一门学科。它通过分析人或动物体液及各组织器官中药学及其代谢物浓度，了解药物在体内数量和质量的变化，获得药物代谢动力学的各种参数和转变，以及代谢的方式、途径等信息，从而有助于药物的研究、临床合理应用等。

（一） 体液样品的类别

1. 血样分析

血样包括全血（whole blood）、血浆（plasma）和血清（serum），它们是最为常用的体内样品。血药浓度监测，除特别说明是全血外，通常是指血浆或血清中药学浓度的测定。当药物在体内达到稳定状态时，血浆中药学的浓度能够反映药物在靶器官的状况，因而，血浆药物浓度可作为体内药物浓度的可靠指标。

（1）血样（全血）的采集：进行动物实验时，可直接从动脉或心脏取血。对于患者或志愿者，通常采集静脉血，有时根据血药浓度和分析方法的灵敏度，也可用毛细管采血。血样的采集时间由测定目的和药代动力学参数决定。全血采集后置于含有抗凝剂（如肝素、EDTA、草酸盐、枸橼酸盐等，防止凝血后影响测定）的试管中，混合均匀，即得。血浆或血清由采集的全血制备。

（2）血浆的制备：将采集的全血置于含有抗凝剂的试管中，混匀后，以约 1000 g 离心力离心 5~10 min，促进血细胞沉降分离，分取上清液即为血浆。

（3）血清的制备：将采集的全血在室温下放置至少 0.5~1 h，待血液凝固后，再以约 600 g 离心力离心 5~10 min，促进血细胞沉降分离，分取上清液即为血清。

因为药物与血浆纤维蛋白几乎不结合，所以血浆与血清中药学的浓度通常相同。血浆比血清分离快、制取量多（约为全血的 50%），因而较血清更为常用。如果抗凝剂可能对药物发生作用，并对药物浓度测定产生干扰，则以血清为检测标本。

需要注意的是，血样采集后应及时分离血浆或血清，并最好立即进行分析。如不能立即进行测定，应根据药物在血样中的稳定性及时处置，置于具塞硬质玻璃试管或聚塑管（Eppendorf）中密塞保存。

保存方法：短期保存时可置于冰箱冷藏（4 ℃），长期保存时需在-20 ℃或-80 ℃下冷冻贮藏，以保证样本不变质和药物稳定，保证监测浓度的准确。因冷冻有时可引起细胞溶解，妨碍血浆或血清的分离，或因溶血影响药物浓度变化，所以全血未经分离时，不宜直接冷冻保存。

如果待测药物在样本中易受酶或酸碱等的作用发生进一步变化，则须根据其自身性质选择合适的方法进一步处置。通常的处置方法包括低温冷冻、调节酸碱度、加酶抑制剂等。

2. 尿液分析

尿液包括随时尿、晨尿、白天尿、夜间尿及时间尿几种。健康成人一日排尿量为 1~5 L，尿液的 pH 为 4.8~8.0。尿液的主要成分是水、含氮化合物（其中大部分是尿素）及盐类。

（1）注意事项：体内药物清除主要是通过肾排泄，经尿液排出。采集的尿液应该是自然排尿。尿液在放置时可因细菌繁殖而变浑浊，因此，尿液采集后应立即测定。若不能立即测定（需收集 24 小时的尿液），必须采集后立即处置或低温保存或加入防腐剂后冷藏保存。

（2）常用防腐剂：常用的防腐剂有二甲苯、三氯甲烷、醋酸或盐酸等。二甲苯等有机溶剂可以在尿液的表面形成薄膜，醋酸等可以改变尿液的酸碱性，以抑制细菌的繁殖。保存时间在 36 小时以内，可置冰箱冷藏；若需长时间保存，则应冷冻贮藏。

药物可以原型（母体药物）或代谢物及其缀合物等形式排出。尿液中药学浓度大都较高，采集方便且采集量大，但尿液浓度通常变化较大。所以，尿液药物浓度测定的目的通常与血液或唾液样品不同，主要用于药物尿液累积排泄量、尿清除率或生物利用度的研究，以及药物代谢物及其代谢途径、类型和速率等的研究。在临床上，亦可用于推断患者是否违反医嘱用药。

尿液中药学浓度的改变不能直接反映血药浓度，即与血药浓度相关性差。受试者的肾功能正常与否直接影响其对药物的排泄能力，因而，尿液样品的采集和测定应当与肾功能指标进行关联分析。婴儿的排尿时间难以掌握，且尿液不易采集完全。

测定尿液中药学浓度时应采用时间尿（一定时间区间的尿液）。测定尿液中药学的总量时，应收集用药后一定时间内（24 小时或至基本排泄完全的其他时间）各时间段排泄的全部尿液，记录体积后，量取一部分用于药物浓度的测定，再乘以尿液量，计算后即可求得尿药排泄总量。

3. 唾液分析

唾液是由腮腺、颌下腺、舌下腺和口腔黏膜腺体分泌的黏液在口腔里混合而成的消化液。一般成人每天分泌 1~1.5 L。口腔黏膜受到机械或化学刺激时，各唾液腺的分泌会受到影响，造成唾液组分发生较大的变化；感官刺激所产生的条件反射以及思维、情绪也会影响唾液腺的分泌；随年龄不同，唾液的分泌量也不同：小儿的唾液分泌量多，老年人的分泌量减少。通常得到的唾液含有黏蛋白，其黏度是水的 1.9 倍。唾液的 pH 受分泌量变化影响，分泌量增加时趋向碱性而接近血液的 pH，其波动范围为 6.2~7.6。

（1）注意事项：唾液的采集应尽可能在安静状态下进行。一般在漱口后 15 min 收集，1 min 内大约可采集 1 mL。唾液采集后应立即测量其除去泡沫部分的体积，并以 1000 g 离心力离心 10 min，分取上清液作为药物浓度测定的样品。

（2）收集方法：若分泌量少，可转动舌尖促进唾液的分泌；也可采用物理（如嚼石蜡块）或化学（如维生素 C、酒石酸）方法刺激，使在短时间内获得大量的唾液。但经刺激后唾液中的药物浓度往往会受到影响。特殊需要时，可采集腮腺、颌下腺及舌下腺分泌的单一唾液。这种单一唾液的采集必须采用特殊唾液采集器收集。

唾液采集后，应在 4 ℃ 以下保存。若分析时无影响，则可用碱处理唾液，以使黏蛋白溶解而降低其黏度。冷冻保存的唾液在解冻后应充分搅匀后再使用，以避免因浓度不均匀而产生测定误差。

（二）　体内药物的分析方法

（1）光谱分析法。光谱分析法包括比色法、紫外分光光度法和荧光分析法。光谱法虽然仪器简单、测定快速，但选择性和灵敏度都较低。本法不具备分离功能，受结构相近的其他药物、代谢产物和内源性杂质的干扰，因此用光谱分析法分析体液样品时，除少数样品外，一般都需经过组分分离、纯化等预处理过程。光谱分析法的灵敏度低，不适用于测定药物浓度低的生物样品。

（2）色谱分析法。色谱分析法包括高效液相色谱法（HPLC）、气相色谱法（GC）及此二者与质谱（MS）联用（HPLC-MS，GC-MS）的方法，以及毛细管电泳色谱法（CE）。色谱法具有对组分进行分离和分析的双重作用，能排除与药物结构相近的代谢产物和某些内源性杂质的干扰，具有很高的选择性和较高的检测灵敏度，常作为评价其他方法的参比方法。但在某些情况下色谱法应用也受到一定限制，如 HPLC 由于大多数仪器配备的是紫外和荧光检测器，只限于测定具紫外吸收或可产生荧光的组分，虽然对某些组分可通过衍生化方法使之具备紫外吸收或荧光性质，但这势必增加测定时的操作步骤；又如，用 GC 测定生物样品时，还受被测组分的挥发性和热稳定性限制。此外，对于测定浓度很低的样品（如地高辛有效血药浓度仅为 0.8~2.0 ng/mL）时，色谱法的灵敏度难以达到要求。

（3）免疫分析法。免疫分析法包括放射免疫测定（RIA）、酶免疫分析（EIA）和荧光免疫分析（FIA）。免疫分析法是利用半抗原药物与标记药物竞争抗体的一种分析方法，具有快速、简便和灵敏度高的特点，尤其适用于分析低药物浓度的体液样品及大量又需长期分析（如常规监测）的样品。该法可直接测定体液样品，并且耗费样品量少。免疫分析法建立时，需针对每一种药物制备特异性的抗体和标记药物，费时、费力，在一般实验室中难以办到。目前通常采用试剂盒（又称药盒），但测定的药物品种受试剂盒供应的限制。

（4）同位素标记。同位素标记主要应用于 RIA、逆同位素稀释分析，或作为 GC-MS 分析中的内标，以及在药物分离中作示踪应用等。

（5）微生物测定。微生物测定利用抗生素在琼脂培养基内的扩散作用，比较样品与药物标准品对接种的试验菌产生的抑菌圈的大小，借以测定样品内抗生素的浓度。

（三） 体内药物检测注意事项

体内样品包括各种体液和组织。但是，在体内药物分析中最为常用的样本是血液，它能够较为准确地反映药物在体内的状况。尿液中常含有丰富的药物代谢物，也被较多地使用。唾液因采集便利，且有时与血浆游离药物浓度具有相关性而时有使用。而脏器、组织，除非特别需要，在临床治疗药物监测中很少使用。

（1）体内样品的采集时间对测定结果的临床价值影响很大，是开展临床治疗药物监测必须考虑的基本问题。采集时间应在药代动力学理论的指导下，根据临床治疗药物监测的不同目的确定。

（2）用药方案的确定和调整是开展临床治疗药物监测的主要工作。应该在用药达到稳态后再采样，以保证稳态血药浓度维持在治疗浓度范围内，以巩固疗效或控制症状的发作。

（3）对于用药已达疗效但需了解长期用药是否会致慢性毒性时，也需要进行临床治疗药物监测。取样宜在达稳态后的血药峰浓度时间点进行，以确定稳态峰浓度是否接近或超过中毒浓度，以便做出相应处理。

（4）急性药物中毒诊断时，应立即取样测定。治疗效果监测则可根据临床需要确定取样时间进行监测。

（5）临床药代动力学及药效学研究时，大都采集给药前及给药后药物及其代谢产物在体内的吸收、分布、代谢和排泄各阶段多个时间点的样本，以便获得完整的经时行为，为临床用药提供参考。

第二章 中药学基础

第一节 中药的起源与中药学的发展

一、中药的起源

人类对药物的认识，最初是与觅食活动紧密相连的。在原始时代，祖先们通过采食植物和狩猎，逐渐了解这些植物和动物，发现它们有的可以充饥果腹，有的可以减缓病痛，有的则引起中毒，甚至造成死亡。因而使人们懂得在觅食时要有所辨别和选择，并逐渐认识到某些自然产物的药效和毒性。

随着生产力的发展，以及农耕、动物驯养、渔猎生产的进步，人们对药物和食物的认识不断提高，随之对植物药和动物药的认识也逐渐深化。原始社会晚期，随着采石、开矿和冶炼的兴起，又相继发现了矿物药。在这一时期，人们从野果、谷物自然发酵的启示中，逐步掌握了酒的酿造技术。

随着文字的出现，药物知识也有了文字记载。文物考古表明，在数千年前的钟鼎文中，已有"药"字。《说文解字》将其训释为"治病草，从草，乐声"，明确指出了"药"即治病之物，并以"草"（植物）类居多的客观事实。西周时期宫廷已设有"医师"一职，《周礼》记载其"掌医之政令，聚毒药以供医事"。《诗经》中记载的植物和动物共300多种，其中不少是后世本草著作中收载的药物。《山海经》是一部包含古代地理学、方物志等内容的著作，其中载有120余种药物，并记述了它们的医疗用途。《万物》是1977年安徽阜阳出土的汉简的一部分，其编撰年代约在春秋战国时期，所载药物70余种，有关各药所治疾病的记载较《山海经》更为进步，并有复方治疗的记载。20世纪70年代初出土的帛书《五十二病方》载方药约300个，涉及药物247种，对炮制、制剂、用法、禁忌等均有记述，说明中药的复方应用具有悠久的历史。

二、中药学的发展

（一） 中药学在秦汉时期的发展

秦汉之际，药学已初具规模。西汉时期已有药学专著出现，如《史记·扁鹊仓公列传》载名医公孙阳庆曾传其弟子淳于意《药论》一书。从《汉书》中的有关记载可知，西汉晚期不仅已用"本草"一词指称药物学及药学专著，还拥有一批通晓本草的学者。

通过境内外的交流，西域的红花、大蒜、胡麻，越南的薏苡仁等相继传入中国；边远地区的麝香、羚羊角、琥珀、龙眼等药源源不断地进入中原，都在不同程度上促进了本草学的发展。

现存最早的药学专著《神农本草经》（简称《本经》）就是此期的代表作。该书虽托"神农"之名，却非出于一时一人之手，而是古代劳动人民长期用药经验和集体智慧的结晶，其成书的具体年代虽尚有争议，但最后成书不晚于公元二世纪。《本经》共载药 365种，原书早佚，目前的各种版本均系明清以来学者考订、整理、辑复而成。它的主要贡献包括：①系统地总结了汉以前的药学成就，对后世本草学的发展具有深远的影响，成为我国医学经典著作之一；②初步奠定了中药理论的基础——其"序例"部分，言简意赅地总结了药物的四气五味、有毒无毒、配伍法度、服药方法、剂型选择等基本原则；③按药物有毒无毒、用于养身延年或祛邪治病，分为上、中、下三品，即后世所称的"三品分类法"。每药之下，依次介绍正名、性味、主治功用、生长环境，部分药物还有别名、产地等内容。所记各药功用大多朴实有验，历用不衰，如黄连治痢，阿胶止血，人参补虚，乌头止痛，半夏止呕，茵陈退黄……《本经》为研究秦汉甚至战国时期的医药情况，留下了宝贵的资料，故被尊为药学经典著作之一。

（二） 中药学在魏晋南北朝时期的发展

魏晋南北朝时期留下的本草书目有近百种之多。重要的本草著作，除《吴普本草》《李当之药录》《名医别录》（以下简称《别录》）、徐之才《药对》外，首推梁代陶弘景所辑《本草经集注》，该书完成于公元 500 年左右。

《本草经集注》的主要贡献有：①对《本经》进行了整理和纠错；②首创了将药物分为玉石、草木、虫兽、果、菜、米食及有名未用七类，各类中又结合三品分类安排药物顺序；③反映了魏晋南北朝时期的主要药物成就。

《本草经集注》"序例"部分，首先回顾本草学的发展概况，接着对《本经》序例条文逐一加以注释、发挥，具有较高的学术水平。针对当时药材伪劣品较多的状况，补充了大量采收、鉴别、炮制、制剂及合理配方取量方面的理论和操作原则，还增列了"诸病通用药""解百毒及金石等毒例""服药食忌例"等，丰富了药物总论的内容。各论部分，首创按药物自然属性分类的方法，将所载 730 种药物分为七类。为便于保存文献资料原貌，陶氏采用了朱写《本经》文，墨写《别录》文，小字作注的方式，而对于药性，则以朱点为热，墨点为冷，无点为平。这在全凭手抄药书的时代，不失为一种事半功倍的方法。本书较全面地搜集、整理了古代药物学的各种知识，反映了魏晋南北朝时期的主要药物成就，并且标志着综合本草模式的初步确立。

南北朝时期雷敩著《雷公炮炙论》，叙述药物通过适宜的炮制，可以提高药效，减轻毒性或烈性，并收录了 300 种药物的炮制方法。该书是我国第一部炮制学专著。

（三） 中药学在隋唐五代时期的发展

隋唐时期，我国南北统一，经济、文化日渐繁荣，交通、外贸更加发达，医药学也有较大发展。相继从海外输入的药材品种增加，丰富了我国药学宝库，各地使用的药物总数达千种。另外，长期分裂、战乱等多种原因造成药物品种及名称混乱，加之《本草经集注》在一百多年来的传抄中出现了不少错误，因此对本草学进行一次大规模的整理，既是当时的迫切需要，又是本草学发展的必然结果。唐显庆四年（659 年）颁行了由李勣、苏敬等主持编纂的《新修本草》（又称《唐本草》），载药共 850 种。该书的主要贡献有：①增加了药物图谱，这种图文对照的方法，开创了世界药学著作的先例，从而保证了其科学性和先进水平；②反映了唐代药学的高度成就；③是我国历史上第一部药典性（官修）本草；④开创了药典的先河，比 1542 年欧洲纽伦堡药典早出 800 余年。依靠了国家的行政力量和充分的人力、物力，本书卷帙浩繁，无论形式上，还是内容上，都有创新。

（四） 中药学在宋、 金元时期的发展

经济、文化、科学技术、商业和交通的进步，尤其是雕版印刷的应用，为宋代本草学的发展提供了有利条件。宋代开国一百年内，朝廷曾多次组织大型官修本草的编纂。973—974 年刊行了《开宝本草》，1060 年刊行《嘉祐补注本草》，1061 年刊行《本草图经》。《本草图经》亦称《图经本草》，所附 900 多幅药图是我国现存最早的版刻本草图谱。而私人撰述的书籍，如唐慎微的《经史证类备急本草》（后世简称《证类本草》），则在此基础上研究整理了大量经史文献中有关药物的资料，内容丰富，载药总数达到 1558 种，并于各药之后附列方剂以相印证，使医药紧密结合。

《经史证类备急本草》的主要贡献有：①增加了附方，并以《嘉祐本草》为基础，将《本草图经》之图文融入其中。这种方药兼收、图文并重的编写体例较前代本草有所进步。②它不仅具有很高的学术价值和实用价值，还具有很高的文献价值。其研究整理了大量经史文献中有关药物资料，将 247 种方书、经史百家及佛书道藏等中有关药物的内容增补了

进来，几乎包罗了北宋以前所有的药学资料。这些原书多已亡佚，全靠唐氏得以传世。

国家药局的设立，是北宋的一大创举，也是我国乃至世界药学史上的重大事件。1076年，宋政府在京城开封开设由国家经营的熟药所，其后又发展为修合药所（后改名为"医药和剂局"）及出卖药所（后改名为"医药惠民局"）。药局的产生促进了药材检验、成药生产的发展，带动了炮制、制剂技术的提高，并制定了制剂规范，《太平惠民和剂局方》即是这方面的重要文献。"秋石"是从人尿中提取的性激素制剂，它的制备方法最早见于《苏沈良方》。《宝庆本草折衷》则有"猪胆合为牛黄"的记载。此外，宋代用升华法制取龙脑、樟脑，用蒸馏法制酒等，皆反映出这一时期中药制剂所取得的成就。

金元时期，医药物界的学术争鸣推动了药学理论的发展。这一时期的本草著作多出自医家之手，具有明显的临床药物学特征。如刘完素的《素问药注》《本草论》，张元素的《珍珠囊》《脏腑标本药式》《医学启源》，李东垣的《药类法象》《用药心法》，王好古的《汤液本草》，朱丹溪的《本草衍义补遗》等。上述本草的主要特点包括：①发展了医学经典中有关升降浮沉、归经等药物性能的理论，使之系统化，并作为药物记述中的重要内容；②大兴药物奏效原理探求之风。他们在宋人基础上，以药物形、色、气、味为主干，利用气化、运气和阴阳五行学说，建立了一整套法象药理模式。这一努力，丰富了中药的药理内容，但其简单、机械的推理方式，又给本草学造成了一些消极后果。

元代忽思慧所著的《饮膳正要》是饮食疗法的专门著作，记录了不少回族、蒙古族的食疗方药和宫廷食物的性质及有关膳食的烹饪方法，至今仍有较高的参考价值。

元代中外医药交流更加广泛，在药物相互贸易中，政府还派遣人员去各国采购。阿拉伯人、法兰西人开始来华行医。回回药物院的建立，更促进了中国医药和阿拉伯医药的交流。

（五） 中药学在明代时期的发展

明代，随着医药学的发展，药学知识和技术的进一步积累，沿用已久的《证类本草》已不能满足时代的要求。弘治十六年（1503年），刘文泰奉敕修订本草，花费两年时间编成《本草品汇精要》。全书42卷，载药1815种，所载药物的内容分名、苗、地、时、收、用、质、色、味、性、气、臭、主、行等24项记述，这种分项解说的体例是本书的一大特色。本书绘有1385幅精美的彩色药图和制药图，是古代本草彩绘之珍品。该书是我国封建社会最后一部大型官修本草，但书成之后存于内府而未刊行流传，故在药学史上未产生重要影响，直至1936年才由商务印书馆据故宫旧抄本铅印出版。

伟大的医药学家李时珍（1518—1593年）以毕生精力，广收博采，实地考察，对本草学进行了全面的整理总结，历时27年编成了《本草纲目》。全书52卷，约200万言，收药1892种（新增374种），附图1100多幅，附方11000余首。主要贡献包括：①按药物的自然属性，分为16部、60类，是当时最完备的分类体系，各论具体分为金、玉、石、卤、草、谷、菜、果、木、服器、虫、鳞、介、禽、兽、人等16部，以下再分为60类。各药之下，分正名、释名、集解、正误、修治、气味、主治、发明、附方诸项。②《本草纲目》集我国16世纪以前药学成就之大成。③在训诂、语言文字、历史、地理、植物、动物、矿物、冶金等方面也有突出成就，被誉为"十六世纪中国的百科全书"。《本草纲目》17世纪初即传播海外，先后出现多种文字的译本，对世界自然科学也有举世公认的卓越贡献。

这一时期的专题本草也取得瞩目成就。1406年朱橚撰《救荒本草》，选择可供灾荒时食用之物414种，记述其名称、产地、形态，又介绍其性味、有毒无毒的部位、食用和加工烹饪的方法等，并精心绘制成图，在医药、农学、植物学方面均有较高价值。15世纪中期，兰茂实地调查和搜求云南地区药物400余种，辑为《滇南本草》，它是我国现存内容最丰富的古代地方本草。李中立撰的《本草原始》偏重于生药学研究，缪希雍撰的《炮炙大法》则是明代影响最大的炮制类专著。

明代时期人工栽培的药物已达200余种，种植技术也有很高的水平，如川芎茎节的无性繁殖，牡丹、芍药的分根繁衍。

（六）　中药学在清代时期的发展

清代研究本草之风盛行。一是由于医药学的发展，有必要进一步补充修订《本草纲目》，如赵学敏著《本草纲目拾遗》；二是配合临床需要，以符合实用为原则，撷取《本草纲目》精粹，编撰成重要性本草，如汪昂撰《本草备要》、吴仪洛撰《本草从新》、黄宫绣撰《本草求真》等；三是受考据和崇古之风影响，从古代文献中重辑《神农本草经》，如孙星衍、顾观光等人的辑本，或对《神农本草经》进行注释发挥，如张璐撰《本经逢原》、邹澍撰《本经疏证》等。

《本草纲目拾遗》（1765年）共10卷，载药921种。主要贡献有：①对《本草纲目》已载药物备而不详的，加以补充，错误之处加以订正。②新增了716种药物，如马尾连、金钱草、鸦胆子等大量疗效确切的民间药，鸡血藤、胖大海、冬虫夏草、太子参、银柴胡等临床常用药，同时收载了金鸡纳（奎宁）、香草、臭草等外来药，极大地丰富了本草学的内容，书中还记录了一些其他方面的自然科学成就，如用强水制铜版的方法，即首见于此书中。③本书不但总结了我国16—18世纪本草学发展的新成就，而且保存了大量今已失散的方药书籍的部分内容，具有重要文献价值。

清代专题类本草门类齐全，其中也不乏佳作。如张仲岩的《修事指南》，为炮制类专著；郑肖岩的《伪药条辨》，为优秀的辨药专书；唐容川的《本草问答》、徐灵胎的《医学源流论》中的10余篇药理论文，都属药理专著；章穆的《调疾饮食辩》、丁其誉的

《类物》、王孟英的《随息居饮食谱》等，则属较好的食疗专著。

（七） 中药学在民国时期的发展

辛亥革命以后，西方文化及西方医药学在我国进一步传播，随之出现了一股全盘否定传统文化的思潮，中医药学的发展受到阻碍。但是，在志士仁人的努力下，中药学以其顽强的生命力，在继承和发扬方面均有新的发展。

随着中医学校的建立，涌现了一批适应教学和临床运用需要的中药学讲义，如浙江兰溪中医学校张寿颐的《本草正义》、浙江中医专门学校何廉臣的《实验药物学》、上海中医专门学校秦伯未的《药物学》、天津国医函授学校张锡钝的《药物讲义》等。这些中药学讲义，使对各药功用主治的论述大为充实，其中尤以《本草正义》的论述和发挥最为精辟中肯。

药学辞典类大型工具书的出现，是民国时期中药学发展的一件大事。其中成就和影响最大者，当推陈存仁的《中国药物大辞典》（1935年）。本书收录词目4300条，汇集古今有关论述，资料繁博，方便查阅，虽有不少错讹，仍不失为近代第一部具有重要影响的大型药学辞书。

本草学的现代研究亦开始起步。植物学、生药学工作者在确定中药品种及资源调查方面做了大量工作。许多药学工作者则致力于中药化学及药理学研究。在当时条件下，多是进行单味药的化学成分和药理作用研究，但取得的成就和对中药学发展所做的贡献是应当充分肯定的。

（八） 中药学在现代的发展

中华人民共和国成立以来，政府高度重视中医药事业的继承和发扬，并制定了一系列相应的政策和措施，随着现代自然科学技术和国家经济的发展，中药学也取得了前所未有的成就。

从1954年起，各地出版部门根据原卫生部的安排和建议，积极进行中医药文献的整理刊行。在本草方面，陆续影印、重刊、校点或评注了《神农本草经》《新修本草》（残卷）《证类本草》《滇南本草》《本草品汇精要》《本草纲目》等数十种重要的古代本草专著。20世纪60年代以来，对亡佚本草的辑复取得突出成绩，其中有些已正式出版发行，对于中药学的研究具有重大意义。

当前涌现的中药新著，不但数量多，而且门类齐全，从各个角度将中药学提高到崭新的水平。其中最能反映当代中药学术成就的，有各版《中华人民共和国药典》《中药志》《全国中草药汇编》《中药大辞典》《原色中国本草图鉴》等。《中华人民共和国药典》以法典的形式确定了中药在当代医药卫生事业中的地位，标准的确定对中药材及中药制剂质量的提高起了巨大的促进作用。《中药大辞典》由江苏新医学院编纂，分上、下册和附编三部分。该书收罗广泛，资料丰富，查阅方便，非常实用。

20世纪50年代以来，我国政府先后数次组织各方面人员对中药资源进行了大规模调查，并在此基础上，编写了全国性的中药志及一大批药用植物志、药用动物志及地区性的中药志，使目前中药的总数达到12 000多种。普查中发现的国产沉香、马钱子、安息香、阿魏、萝芙木等，已经被开发利用，并能在一定程度上满足国内需求，而不需完全依赖进口。

随着现代自然科学的迅速发展以及中药事业自身发展，中药的现代研究无论在深度和广度上都取得了瞩目成就，并促进了中药鉴定学、中药化学、中药药理学、中药炮制学、中药药剂学等分支学科的发展。

当代中药教育事业的振兴，为中药学和中药事业的发展，造就了一大批高质量的专业人才。1956年起，在北京、上海、广州、成都和南京等地相继建立了中医学院，将中医教育纳入了现代正规高等教育行列。1978年以来相继招收了中药学硕士研究生和博士研究生。至此，我国的中药教育形成了从中专、大专、本科到硕士、博士研究生不同层次培养的完整体系。为了适应中药教育的需要，各种中药教材，也经过多次编写修订，质量不断提高。

随着我国现代化建设的发展，中药学必将取得更大的成就，为人类做出更多的贡献。

第二节　中药的产地与采收

一、中药的产地

除机制冰片、人工麝香、轻粉、升药等极少数的人工制品外，绝大多数的中药材均以天然的植物、动物及矿物直接入药。这些天然药物的生长或形成，都离不开一定的自然条件。我国疆土辽阔，地形复杂，气候、日照、湿度、温差、土质等生态环境因地而异。在某地区适宜于某些植（动）物的生长，而不宜于另一些品种的生长。即使是分布很广的物种，也由于自然条件不同，其药用质量并不一样。因此，天然药材大多具有一定的地域性。如黄花蒿中所含的青蒿素，因日照等差异，南方生长者明显高于北方。

为了保证天然药材质量，自唐宋以来，人们逐渐形成了"道地药材"的概念。所谓"道地药材"，是指具有明显地域性，因其品种优良，生长环境适宜，栽培（或养殖）及加工合理，其质量优于其他产地，且生产相对集中，产量较大的药材。确定道地药材的依据是多方面的，但最关键的是临床疗效。道地药材的产区在实践中形成以后，并不是一成不变的。如三七原以广西为上，称为广三七或田七（以田州，即今之百色为集散地），但云南后来居上，成为新的道地药材产区。长期以来，四川的黄连、附子、川芎、川贝母，东北的人参、细辛、五味子，河南的地黄、山药、牛膝，甘肃的当归，山东的阿胶，山西的党参，宁夏的枸杞子，广东的砂仁，广西的肉桂，江苏的薄荷，福建的泽泻，浙江的郁金等等，都是著名的道地药材。习惯上将这些药材冠以产地名称，如川黄连、宁枸杞、北细辛、川芎，等等。

重视道地药材的开发和应用，对确保品种来源正确、疗效安全可靠，起着重要的作用。随着中医药事业的不断发展，药材消费量的日益增加，有的道地药材已无法满足临床的需要。因而在积极扩大道地药材生产的同时，进行植物药异地引种及药用动物的人工驯养就成了趋势，但必须确保原有药材的性能和疗效，注重科学性，避免盲目性。如原主产于北美的西洋参在国内引种成功，原主产于贵州的天麻在陕西大面积人工培育，以及人工驯养鹿、麝以锯茸、取香等，都是较为成功的例子。对于一些产地较广、未形成道地产品的药材，如前述之青蒿，亦应注意其产地与质量的关系。

优良的品种遗传基因是形成道地药材的内在原因，这种内在因素控制着物种的稳定性、抗病虫害能力及有效成分合成等，是道地药材质优效佳的保证。如甘草有植物甘草、光果甘草、胀果甘草等多个品种，而道地品种植物甘草中甘草甜素、甘草次酸的含量高于其他品种；紫草以新疆紫草和紫草两个品种入药，但前者的色素含量可达后者的3~5倍。

合适的生态环境及合理的种植（驯养）、采收、加工方法，是形成道地药材的重要外在原因。在植物的进化过程中，环境因素对其形态、解剖、生理等方面均有影响。目前的各种药用植物的生长发育需要的生态条件是不一样的，有的还十分严格。如果生态环境改变，药材的性状、组织特征和所含成分也会随之变化，从而影响其药用质量。如川芎为不规则结节状拳形团块，而甘肃引种的川芎颇似藁本，呈不规则结节状圆柱形；越南产的肉桂含挥发油可达6.4%，而国内引种的越南肉桂含挥发油最高只有2.3%；欧乌头生长在寒冷气候环境中无毒，而生长于温暖环境中则有毒。人参古时以山西上党地区为道地产区，由于植被的破坏绝迹。栽培、采收与加工技术对四川的附子、江西的厚朴、安徽的牡丹皮等都有重要的影响。因此合理规划，大力发展道地药材，积极保护生态环境，保护珍稀药材品种；加强基础研究，阐明药材品种、品质与生态环境的内在联系，对突出中药特色和发展中药事业，意义深远。

二、中药的采收

我国药材品种繁多，野生、家种均有，产区分散，入药部位、采收季节和方法也不相同。因此，合理采收药材，对保证药材质量、保护和扩大药源有着重要意义。

采药的时间不同对药材本身的质量、疗效有直接的影响。所以，自古以来，我国的医药学家和人民都强调采药季节。具体归纳如下：

1. 植物类药材的采收

植物类药的根、茎、叶、花、果实、种子等各器官的生长成熟期有明显的季节性，根据前人的实践经验，其采收时节通常在入药部位生长最茂盛时采收。

（1）全草类。通常在植物充分生长、枝叶茂盛的花前期或刚开花时采收。割取地上部分入药的，如薄荷、益母草、荆芥、紫苏等；以带根全草入药的，如车前草、蒲公英、紫花地丁等；以茎叶同时入药的藤本植物，如夜交藤、忍冬藤等。

（2）叶类。叶类药材采集通常在花蕾将放或正在盛开的时候进行。此时正当植物生长茂盛的阶段，性味完壮，药力雄厚，最适于采收。如荷叶在荷花含苞欲放或盛开时采收者，色泽翠绿，质量最好。有些特定的品种，如桑叶、枇杷叶须在深秋或初冬经霜后采集。

（3）花类。一般在含花苞欲放或正在开放时采收。由于花朵次第开放，所以要分次适时采摘。若采收过迟，则易致花瓣脱落和变色，气味散失，影响质量，如菊花、旋覆花等。有些花要求在含苞欲放时采摘花蕾，如金银花、辛夷、槐米等；有的在刚开放时采摘最好，如月季花等；而红花则宜于管状花充分展开呈金黄色时采摘。至于蒲黄之类以花粉入药的，则须于花朵盛开时采收。

（4）果实和种子类。多数果实类药材，应当于果实成熟后或将成熟时采收，如瓜蒌、马兜铃等。容易变质的浆果应在略熟时于清晨或傍晚采收为好，如女贞子、五味子、枸杞子等。有些果实成熟后很快脱落或果壳裂开，易造成种子散失，最好在开始成熟时适时采取，如茴香、白豆蔻、牵牛子等。少数品种有特殊要求，应当采用未成熟幼果，如乌梅、青皮、枳实、西青果等。

（5）根及根茎类。依据古人经验以阴历二、八月为佳，认为春初"津润始萌，未充枝叶，势力淳浓"，"至秋枝叶干枯，津润归流于下"，并指出"春宁宜早，秋宁宜晚"，这种认识是很正确的。早春二月，新芽未萌；深秋时节，多数植物的地上部分停止生长，其营养物质多贮存于地下部分，有效成分含量高，此时采收质量好，产量高，如天麻、苍术、葛根、桔梗、大黄、玉竹等。此外，也有少数例外的，如半夏、延胡索、太子参、浙贝母等则以夏季采收为宜。

（6）树皮和根皮类。树皮类通常在春夏之交时采剥树皮。此时植物生长旺盛，不但质量较佳，而且树木枝干内浆汁丰富，形成层细胞分裂迅速，树皮易于剥离，如黄柏、厚朴、杜仲等。但肉桂多在十月采收，因此时油多容易剥离。木本植物生长期长，应尽量避免伐树取皮等简单方法，以保护药源。至于根皮，则与根和根茎相类似，应于秋后苗枯，或早春萌芽前采集，如牡丹皮、地骨皮、苦楝皮等。

2. 动物类药材的采收

动物类药材因品种不同，采收各异。其具体时间以保证药效及容易获得为原则。如桑螵蛸应在每年秋季至翌年春季采集，此时虫卵未孵化；鹿茸应在清明后45~60天截取，过时则角化；驴皮应在冬至后剥取，其皮厚质佳；小昆虫等应于数量较多的活动期捕获，如斑蝥于夏秋季清晨露水未干时捕捉。

第三节　中药的炮制方法

炮制是否得当，直接关系药效，而少数毒性和烈性药物的合理炮制，更是确保用药安全的重要措施。炮制方法是经历代中医学家逐渐发展和充实起来的，其内容丰富，方法多样。现代的炮制方法在古代炮制经验的基础上有了很大的发展和改进，根据目前的实际应用情况，可分为以下五大类型：

一、修治方法

（1）纯净处理。采用挑、拣、簸、筛、刮、刷等方法，去掉灰屑、杂质及非药用部分，使药物清洁纯净。如拣去合欢花中的枝、叶，刷除枇杷叶、石韦叶背面的绒毛，刮去厚朴、肉桂的粗皮等。

（2）粉碎处理。采用捣、碾、镑、锉等方法，使药物粉碎，以符合制剂和其他炮制法的要求。如牡蛎、龙骨捣碎便于煎煮；川贝母捣粉便于吞服；水中角、羚羊角镑成薄片，或锉成粉末，便于调配、制剂或服用。

（3）切制处理。采用切、铡的方法，把药物切制成一定的规格，便于进行其他炮制，也利于干燥、贮藏、制剂调剂和有效成分煎出。根据药材的性质和医疗等需要，切制有很多规格。如天麻、槟榔宜切薄片，泽泻、白术宜切厚片，黄芪、鸡血藤宜切斜片，枇杷叶、黄柏宜切丝，白茅根、麻黄、薄荷宜铡成段，茯苓、何首乌宜切成块等。

二、水制方法

水制是用水或其他液体辅料处理药物的方法。水制的目的主要是清洁、软化药材，以便于切制和调整药性。常用的有洗、淋、泡、漂、浸、润、水飞等。主要内容如下：

（1）洗。抢水洗。将药材放入清水中，快速洗涤，除去上浮杂物及下沉脏物，及时捞出晒干备用。此法适用于质地松软，水分易于渗入的药材，如陈皮、桑白皮等。但少数易溶或不易干燥的花、叶、果实及肉类药材不能淘洗。

（2）淋。将不宜浸泡的药材，用适量清水浇洒、喷淋，使其清洁和软化。此法适用于质地疏松的全草类药材，如薄荷、佩兰等。

（3）泡。将质地坚硬的药材，在保证其药效的前提下，放入水中浸泡一段时间，使其变软。

（4）润。润又称闷或伏。根据药材质地的软硬，加工时的温度、工具，用淋润、洗润、泡润、晾润、浸润、盖润、伏润、露润、包润、复润、双润等多种方法，使清水或其他液体辅料徐徐入内，在不损失或少损失药效的前提下，使药材软化，便于切制饮片。适用于洗、淋、泡处理后软化程度仍不能达到切制要求的药材。如淋润荆芥、泡润槟榔、黄酒洗润当归、姜汁浸润厚朴、伏润天麻、盖润大黄等。

（5）漂。将药物置于宽水或长流水中反复多次换水浸渍一段时间。适用于含腥味、盐分及毒性成分的药材。如将昆布、海藻、盐附子漂去盐分，紫河车漂去腥味，吴茱萸漂去烈性等。

（6）水飞。系借药物在水中的沉降性质分取药材极细粉末的方法。将不溶于水的药材粉碎后置于乳钵或碾槽内加水共研，大量生产时则用球磨机研磨，再加入多量的水，搅拌，较粗的粉粒下沉，细粉则混悬于水中，倾出，粗粒再加水共研，倾出的混悬液沉淀后，分出，干燥即成极细粉末。此法所制粉末既细，又减少了研磨中粉末的飞扬损失。常用于矿物类、贝壳类药物的制粉，如水飞朱砂、水飞炉甘石、水飞雄黄。

三、火制方法

火制指用火加热处理药物的方法。本法是使用最为广泛的炮制方法，常用的火制法有炒、炙、煅、煨、烘焙等，其主要内容如下：

（1）炒。炒有炒黄、炒焦、炒炭等不同程度的清炒法。用文火炒至药物表面微黄称炒黄；用武火炒至药材表面焦黄或焦褐色，内部颜色加深，并有焦香气味者称炒焦；用武火炒至药材表面焦黑，部分炭化，内部焦黄，但仍保留有药材固有气味（即存性）者称炒炭。炒黄、炒焦使药物易于粉碎加工，并缓和药性。种子类药物炒后煎煮时有效成分易溶出。炒炭能缓和药物的烈性、副作用，或增强其收敛止血的功效。除清炒法外，还可拌土、麸、米等固体辅料炒，以减少药物的刺激性或增强疗效，如土炒白术、麸炒枳壳、米炒斑蝥等。与砂或滑石、蛤粉同炒的方法习称烫，可使药物受热均匀酥脆，易于煎出有效成分或便于服用，如砂炒穿山甲、蛤粉炒阿胶等。

（2）炙。炙是将药材与液体辅料拌炒，使辅料逐渐渗入药材内部的炮制方法。通常使用的液体辅料有蜜、酒、醋、姜汁、盐水等。如蜜炙黄芪、蜜炙甘草、酒炙川芎、醋炙香附、盐水炙杜仲等。炙可以改变药性，增强疗效或减少副作用。

（3）煅。将药材用猛火直接或间接煅烧，使质地松脆，易于粉碎，从而充分发挥疗效。直接放炉火上或容器内而不密闭加热者，称为明煅，此法多用于矿物药或动物甲壳类药，如煅牡蛎、煅石膏等。将药材置于密闭容器内加热煅烧者，称为密闭煅或焖煅，本法适用于质地轻松、可炭化的药材，如煅血余炭、煅棕榈炭。

（4）煨。将药材包裹于湿面粉、湿纸中，放入热火灰中加热，或用草纸与饮片隔层分放加热的方法，称为煨法。其中以面糊包裹者，称为面裹煨；以湿草纸包裹者，称纸裹煨；以草纸分层隔开者，称隔纸煨；将药材直接埋入火灰中，使其高热发泡者，称为直接煨。

（5）烘焙。将药材用微火加热，使之干燥的方法叫烘焙，如焙虻虫、焙蜈蚣。焙后可降低毒性和腥臭气味，且便于粉碎。

四、水火共制方法

常见的水火共制方法包括蒸、煮、燀、淬等。

（1）煮。煮是用清水或液体辅料与药物共同加热的方法，如醋煮芫花、酒煮黄芩等。

（2）蒸。蒸是利用水蒸气或隔水加热药物的方法。不加辅料者，称为清蒸；加辅料者，称为辅料蒸。加热的时间视炮制的目的而定。如改变药物性味功效者，宜久蒸或反复蒸晒，如蒸制熟地、何首乌。为使药材软化，以便于切制者，以变软透心为度，如蒸茯苓、厚朴。为便于干燥或杀死虫卵，以利于保存者，加热蒸至"圆汽"，即可取出晒干，如蒸银杏、女贞子、桑螵蛸等。

（3）燀。燀是将药物快速放入沸水中短暂焯过，立即取出的方法。常用于种子类药物的去皮和肉质多汁的药物的干燥处理，如燀杏仁、桃仁以去皮，燀马齿苋、天门冬以便于晒干贮存。

（4）淬。淬是将药物锻烧红后，迅速投入冷水或液体辅料中，使其酥脆的方法。淬后不仅易于粉碎，且辅料被其吸收，可发挥预期疗效。如醋淬自然铜、鳖甲，黄连煮汁淬炉甘石等。

五、其他方法

除上述的特殊方法，另外还有常用的制霜、发酵、发芽等。

（1）制霜。种子类药材压榨去油或矿物药材重结晶后的制品，称为霜。其相应的炮制方法称为制霜。如巴豆霜、西瓜霜。

（2）发酵。将药材与辅料拌和，置于一定的湿度和温度下，利用霉菌使其发泡、生霉，并改变原药的药性，以生产新药的方法，称为发酵法。如神曲、淡豆豉。

（3）发芽。将具有发芽能力的种子类药材用水浸泡后，经常保持一定的湿度和温度，使其萌发幼芽，称为发芽。如谷芽、麦芽、大豆黄卷等。

第四节　常见中药的性能与用法用量

一、中药的性能

中药的性能从若干不同的角度概括了中药作用的多种特性，从而构成了能充分体现中医药特色的理论体系。对于一种具体的中药，描述其作用的药性越多，其个性特点就越鲜明，人们对该药的认识就越清晰，临床用药时就越能按中医基础理论的要求准确选用。

中药性能的主要内容有四气、五味、归经、升降浮沉和毒性。此外，历代医药文献中所论述的药物关于补泻、润燥、走守、猛缓、动静等方面的性质，也属于性能的范畴，只是相对较为次要。这些较为次要的性能，其含义有的相互交叉或包容，且多数药物不典型，所以较为少用。

中药的性能与药材的性状是两个不同的概念。性能是用来描述药物作用的特性，主要以服药后的人体为观察对象；性能的总结要以阴阳、脏腑、经络、治则治法等中医基础理论为基础，并以药物作用为依据。药材的性状以药物本身为观察对象，用于描述药材的各种天然物理特征，其主要内容为形状、颜色、气味、滋味、质地（如轻重、黏润、疏密、软硬、坚脆）等。明末贾九如原著的《药品化义》，对此已有清楚的认识。该书指出：药物的"体"（燥、润、轻、重等）、"色"（青、红、黄、白等）、"气"（膻、臊、香、腥等）、"味"（酸、苦、甘、辛等）四者，为"天地产物生成之法象"，实际上是用以表述药材性状的；"形"（阴、阳、木、火等）、"性"（寒、热、温、凉等）、"能"（升、降、浮、沉等）、"力"（宣、通、补、泻等）四者，乃"医人格物推测之义理"，实际用以阐释药理的性能。尽管前人常将此二者联系在一起，但认识中药时应加以区分。

（一）四气

四气，是指药物的寒、热、温、凉四种药性，又称为四性。四气主要用以反映药物影响人体寒热病理变化的作用性质，是药物最主要的性能。自《神农本草经》提出"药有寒热温凉四气"后，一直被后世袭用。宋代《本草衍义》中为避免与香臭之气相混，提议改"气"为"性"，此后则二者并用。

在寒、热、温、凉四种药性中，凉次于寒，实为同一类药性；温次于热，又为另一类药性。为了进一步区分药物的寒热程度，本草中又使用了大热、温、微温，大寒、凉、微寒等概念，以表示其更细微的差异。温热属阳，寒凉属阴。

此外，还有不少药物对人体的寒热病理变化没有明显的影响，称为平性。从本质上来看，四气实质上是寒热二性，加之平性药又占有不小的比例，故唐代以来，有人提出药分寒、温、平三性的主张，但因《神农本草经》认为药有此"四气"之后，影响深远，"四气"的说法一直难以改易而沿用至今。但是，无论是从分类学的逻辑和方法来讲，还是从具体药物的药性实际中去考察，将药性三分，较之"四气"说的二分法，更为科学。

1. 四气的确定依据

历代药物著作在各药之后均注明其药性的寒热，要理解和掌握这一内容，首先应弄清其确定依据。

《黄帝内经》指出："所谓寒热温凉，反从其病也。"《神农本草经百种录》又指出："入腹则知其性。"说明四气的确定是在患者服药以后，以中医寒热辨证为基础，从药物对所治疾病的病因、病性或症状寒热性质的影响中得以认识的。即是说，药物的寒热温凉之性，是从药物作用于机体所发生的反应概括出来的，主要是与所治疾病的寒热性质相对而言的。能够减轻或消除热证的药物，一般为寒性或凉性，其清热力强者为大寒或寒性，力较弱者，为微寒或凉性。如石膏、知母能治疗高热、汗出、口渴、脉洪数有力等气分热证，因而这两种药属于寒性。反之，能够减轻或消除寒证的药物，一般为温性或热性，其祛寒力强者为大热或热性，力稍次者为温性，力再次者为微温。如麻黄、桂枝能治疗恶寒、发热、无汗、头身痛、脉浮紧等风寒表证，因而这两种药物属于温性。这些是确定药性的主要依据。

在各类药物中，清热药及大多数发散风热药、攻下药、利尿通淋药、利湿退黄药、凉血止血药、补阴药，都是比较典型的寒性药；峻下药、平抑肝阳药等，则药性多偏于寒凉。温里药及大多数发散风寒药、温经止血药、补阳药，都是比较典型的温热药；祛风湿药、化湿药、行气药、开窍药、补气药等，则药性多偏于温热。有的药物，如驱虫药、收涩药、息风止痉药等，在药性方面则没有明显规律性。

除干姜、大黄等寒热偏性极明显的药物外，诸本草对部分药物药性的记述不尽一致。这种分歧现象，有的是不可避免的，有的则是可以减少的。对某药药性的判定，只是在一定历史时期、一定认识水平上的产物，绝不可能一成不变。在用药实践中，修正原有的不当药性，是中药学发展的必经过程。药分寒热，本在定性，但当引入大热、微温、大寒、微寒等概念后，便已属定量的范畴了。在无客观定量标准的条件下，尤其是以复方使用的情况下，要得出完全一致的结论，是非常困难的，有时也是不必要的。

除病证的寒热外，前人有时还将药物的不良反应等作为确定药物四气的依据，其实际意义不大，但在学习中药时应注意识别。

2. 四气的临床意义

分清疾病的寒热证性，是临床辨证的一大纲领。《神农本草经》所谓"疗寒以热药，疗热以寒药"和《皇帝内经》所说"寒者热之，热者寒之"，是治疗寒热病证的基本原则。只有掌握了药性的寒热，才能使以上理论、治则与方药密切结合，从而指导临床实践。

一般而言，利用药物的寒热，可以祛除寒邪、暑邪、热邪，并消除这些邪气引起的病理改变。对于"阳虚则生外寒，阴虚则生内热"者，能以温热药温补调阳，以寒凉药清补调阴，促进阴阳调和而恢复其正常。对于寒热错杂之证，则宜寒热药并用以治之；对寒热俱不明显之证，可以性平之品主治，亦可寒温药并同，使复方显现较平和的药性。对于真寒假热之证，当以热药治本，必要时可反佐以寒药；而真热假寒之证，当以寒药治本，必要时反佐以热药。

（二）五味

最初，五味的本义是指辛、甘、苦、酸、咸五种口尝能直接感知的真实滋味。实际上滋味不止此五种，为了能与五行学说相结合，前人将淡味视为甘味的"余味"，而将其附于甘味；又将涩味视为酸味的"变味"，而将其附于酸味。因此，一直习称五味。中药性能中的五味，不一定用以表示药物的真实滋味，更主要是用以反映药物作用在补、泄、散、敛等方面的特征，是最早总结的中药性能。在具体药物之后标明其味，而且在序列中加以论述，是《神农本草经》记述体例的必备内容。这种做法，一直延续至今。以上各种味中，辛、甘、淡属阳，苦、酸、涩、咸属阴。

1. 五味与药物作用的联系

在性能理论中，药物的五味除了用以表示其实际滋味以外，主要是用以反映该药的作用特点，一般有以下方面：

（1）辛能散、能行。用辛味表示药物具有发散、行气、活血等方面的作用。因此，能发散表邪的解表药，消散气滞血瘀的行气药和活血化瘀药，一般都标以辛味。一些气味芳香辛辣的药物，如化湿药、开窍药、温里药及若干祛风湿药，也具有"行"或"散"的作用特点，一般也标有辛味。

（2）甘能补、能缓、能和。用甘味表示药物有补虚、缓急止痛、缓和药性或调和药味等方面的作用。因此，补虚药（包括补气、补阳、补血、补阴、健脾、生津、润燥等）和具有缓急止痛、缓和毒烈药性、并可调和药味的甘草、蜂蜜等药，都标以甘味。此外，对于消食和中的麦芽、山楂等药，也常标以甘味。

（3）苦能泄、能燥。燥是指燥湿，若干苦味药能祛湿邪，治疗湿证。结合药性来看，燥湿作用又有苦温燥湿和苦寒燥湿（又称清热燥湿）之分。因此，止咳平喘药、止呕逆药、攻下药、清热药及燥湿药，一般标以苦味。泄的含义主要包括：①降泄，使壅逆向上之气下降而复常。如杏仁、葶苈子能降壅遏上逆的肺气而止咳平喘；枇杷叶、代赭石能降上逆的胃气而止呕吐呃逆。②通泄，能通便泻下，如大黄。③与寒性相结合，表示清泄，能清除火热邪气，如黄连等。

此外，还有"苦能坚"或"苦以坚阴"的说法。其意思是苦寒药通过清热作用，消除热邪，有利于阴液的保存。其与苦寒药能清泄并无实质上的区别，只是习惯上多用于表示知母、黄柏等药物治疗肾阴亏虚、相火亢旺的作用特点。

（4）酸与涩都能收、能涩。用酸味或涩味表示药物有收敛固涩作用。因此，能治疗滑脱不禁证候的敛肺、涩肠、止血、固精、敛汗药，一般标以酸味或涩味。习惯上多将滋味为酸的收涩药标为酸味，其滋味不酸者，标以涩味；因为涩附于酸，故又经常将酸味与涩味并列。酸味与涩味的作用特点是不尽相同的。有的酸味药能生津止渴，或与甘味相合而化阴。涩味药则均无此特点。

（5）咸能软、能下。表示药物有软坚散结或泻下作用。因此，能治疗癥瘕、痰核、瘿瘤等结块的牡蛎、鳖甲、昆布等药，多标以咸味；以上结块多与瘀血、气滞、痰凝相关，故软坚散结药亦多辛味之品。因为泻下通便是苦能通泄所表示的作用特点，咸能下之说与之交叉重复，所以，咸能下的使用十分局限，一般仅指芒硝等少数药的泻下特点。实际上药物的咸味更多用以反映动物药、海洋药的滋味特征。

（6）淡能渗、能利。表示药物有渗湿利水作用。虽然利尿药物甚多，但习惯上只将茯苓、猪苓等部分利水药标以淡味，而且往往甘味与淡味并列；多数利水药的药味并无规律性。

2. 五味的确定依据

最初，药物的各种味是用来表示其真实滋味的，通过口尝可直接感知。随着用药知识的积累，人们逐渐发现辛味与发散、甘味与补虚、酸味与收涩之间存在很大的相关性，便以药物滋味来表示这些相关的作用特点，并形成了早期的五味理论。由于药物品种的增多，药物功用的拓展，有的药物具有某种滋味，却并无其相应的作用特点；而另一些药物具有相同的作用特点，又没有相应的滋味。如早期的五味理论认为辛味药的作用特点是发散，酸味药的作用特点是收敛。但麻黄虽有较强的发散作用，其滋味却无明显的辛味；山楂虽有浓烈的酸味，却不具有收涩的作用特点。因此，便在麻黄的"味"中，增加辛味以反映其能散的功效性质；或保留山楂的酸味，只用以反映其实际滋味。这样一来，对于各种药物五味的确定，便主要存在滋味和作用两大依据。由于多数药物的真实滋味和上述各味的作用特点是一致的，仅有部分药物后面所标定的味或只表示作用特点，或只表示真实滋味。这是学习中药时必须清楚认识的。

药物的滋味往往不止一种，其作用特点也是多方面的。在确定某药的药味时，一般只列出一至两种主要或较为主要的，而非面面俱到，以免主次难分。如大黄有泻下、清热、活血、止血等多种功效，但以通泄和清泄为主，习惯上只强调其味苦，至于活血、止血等功效的作用特点则从略，不再言其辛、涩之味。

中药的功效是复杂的，而五味所表示的作用特性则相对较为局限，驱虫、潜阳、止痉、安神、化痰、涌吐、逐水、截疟及多种外用功效的作用特性，尚不能用五味理论来加以概括和反映。

3. 五味的临床意义

在认识药物的功效以前，如果掌握了该药的五味特点，可以增强临床用药的准确性。据《神农本草经》记载，主治"咳逆上气"（即咳嗽喘急）的药物有 20 余种，却并未指明这些药物以怎样的作用治疗咳逆上气。不弄清这些药物的五味，就是不了解其作用特点，临床选用药物只能是袭其用而用，无异于按图索骥。而认识这些药的五味之后，就可能用辛散者去治疗外邪郁闭引起的咳逆上气，用甘补者去治疗肺虚引起的咳逆上气，用酸收者去治疗肺气不敛引起的咳逆上气，这在很大程度上避免了用药的盲目性。

随着对药物功效认识的深入，原来由五味表示的药物作用特点，可以通过功效直接认识，如上述药物的宣肺平喘、降逆止咳、补肺、敛肺等，从而使五味理论的指导价值降低。但五味理论在中医药中应用时间长、涉及范围广，至今在反映药物特征、概括治法及配伍组方等实践中，仍有其特殊的意义。

（三） 升降浮沉

中药的升降浮沉是指表示药物作用趋向的一种性能。升就是上升、升提，表示作用趋向于上；降就是下降、降逆，表示作用趋向于下；浮就是轻浮、上行发散，表示作用趋向于外；沉就是重沉、下行泄利，表示作用趋向于内。

在这些作用趋向中，升与降、浮与沉，都是相对而言的。而升与浮、降与沉，又是相互联系，相互交叉，难以完全区分的。在实际应用中，升与浮、沉与降，往往相提并论。

结合阴阳之理，则升浮属阳，沉降属阴。

中药有升降浮沉趋向的思想萌芽很早，但一直不系统，亦未能与具体药物相联系，自金代开始，才成为重要的性能理论。

1. 升降浮沉的确定依据

气机升降出入是人体生命活动的基础。气机升降出入发生障碍，机体便处于疾病状态，产生不同的病势趋向。

归纳而言，凡升浮的药物，都能上行、向外，如具有升阳、发表、散寒、催吐等作用的药物，药性都是升浮的。凡沉降的药物，都能下行、向里，如具有清热、泻下、利水、收敛、平喘、止呃等作用的药物，药性都是沉降的。

升降浮沉，既是四种不同药性，同时在临床上又作为用药的原则，这是它的重要意义。因为人体发生病变的部位有上、下、表、里的不同，病势有上逆和下陷的差别，在治疗上就需要针对病情选用药物。病势上逆者，宜降不宜升，如胃气上逆所致的呕吐，当用姜半夏降逆止呕，不可用瓜蒂等涌吐药；病势下陷者，宜升不宜降，如久泻脱肛，当用黄芪、党参、升麻、柴胡等益气升提，不可用大黄等通便药。

药物作用的升降浮沉趋向，是与疾病的病势趋向相对而言的。应用升降出入理论，对于不同证候，往往可以辨出不同的病势趋向。如喘咳为肺气上逆，呕吐为胃气上逆，其病势趋向于上；因脾气不升而泄泻、脱肛者，其病势趋向于下；表虚不固的自汗盗汗、气不摄血之肌衄，其病势趋向于外；外感邪气由表入里，麻疹初起、疹出不畅，其病势趋向于内。能够改变上述病势趋向，治疗这些病证的药物，便具有相对应的升降浮沉的作用趋向。如杏仁止咳平喘、枇杷叶止呕逆，其性当降；黄芪、柴胡益气升阳，可治久泻、脱肛，其性当升；荆芥、薄荷解表、透疹，其性浮散；山茱萸、白芍敛汗、止血，其性收敛。

药物的升降浮沉，虽然是与病势趋向相对而言的，但也应当从药物对病证的治疗效应中去认识。而这些治疗效应又是药物功效产生的，因此，可以将功效直接作为确定药物升降浮沉趋向的依据。一般而言，具有解表、透疹、祛风湿、升阳举陷、开窍醒神、温阳补火、行气解郁及涌吐等功效的药物，其作用趋向主要是升浮的；而具有清热、泻下、利湿、安神、止呕、平抑肝阳、息风止痉、止咳平喘、收敛固涩及止血等功效的药物，其作用趋向主要是沉降的。

由于药物作用的多样性，有些药物的升降浮沉趋向不明显，如消食药及外用的攻毒杀虫药等。而有些药物有二向性，既能升浮，又可沉降。如牛蒡子、桑叶、菊花等发散风热药，其解表的功效是升浮的，而清泄里热却是沉降的。祛风湿药中，兼能利尿或清热的防己、秦艽、豨莶草及络石藤等都是具有二向性的。由于作用趋向不明显及具有二向性的药物较多，趋向性很典型的药物又可直接从功效中认识其升降浮沉的性能，目前的中药学已不再逐一标明其作用的趋向性。

2. 升降浮沉的影响因素

药物的升降浮沉趋向是其本身固有的，但通过炮制或配伍，可以在一定程度上减弱或增强，甚至改变药物的升降浮沉性质，以满足临床对药性趋向的不同需要。

炮制对升降浮沉的影响是复杂的。古人较为重视炮制方法和辅料对其的影响，认为"酒制升提，姜制发散"，"升者引之以咸寒，则沉而直达下焦，沉者引之以酒，则浮而上至颠顶"。如川芎酒炙，更能祛风活血，升浮之性增强；黄连、大黄酒炙，其苦寒沉降之性减弱，更宜于治疗上焦热证。但这也不是绝对的。姜汁炙草果、竹茹，并非为了升散，而意在促进止呕；酒炙常山，亦非升提，而是抑制涌吐之峻烈。荆芥生用，能解表、透疹，为升浮之品；而炒炭入药，专攻止血，则性偏沉降。这是炮制完全改变了升降浮沉趋向的一个例子。

在复方中，药性升浮的药物与较多性质沉降的药物配伍，其升浮之性会受到制约；反之，药性沉降的药物与较多性质升浮的药物配伍，其沉降之性会受到抑制。当两类药物的作用相互拮抗时尤其明显。如麻黄与大量石膏同用，其升浮发汗之力受到了制约，可主治肺热喘咳证；大黄与川芎、防风、白芷及荆芥等同用，其沉降清泄之性受到制约，可主治上焦风热证。

在历代本草中，还将药材质地的轻重、气味厚薄，药物的四气、五味、作用部位，植物药的花、叶、果实及根梢等，视为影响药物升降浮沉的因素，至今仍有较深的影响。实际上，上述因素与作用趋向并无必然的一致性。

3. 升降浮沉的临床意义

早期的升降浮沉理论要求利用药物作用的趋向性，顺应人体因季节变化而引起的生物节律。

目前的临床意义主要包括：①利用药物的升降浮沉性能，纠正人体气机的升降出入失调，使之恢复正常。如胃气上逆者，可用降逆止呕药治疗。②顺应气机趋向，因势利导，祛邪外出。如饮食过多，胃脘拒纳而欲作呕者，可用涌吐药助胃上逆，吐出食物，避免宿食伤胃。

（四） 归经

归经是用来表示药物作用部位的一种性能。归有归属的意思，经则是人体脏腑经络及所属部位的概称。所谓某药归某经或某几经，表明该药的有关功效对这一（或这些）脏腑或经络具有明显作用，而对其余部位的作用则不明显，或者没有作用。

由于性味等其他性能相同、功效亦相同的药物，存在作用部位的差异，将这些认识加以总结，便形成了归经理论。有关药物归经的思想，在《黄帝内经》《神农本草经》等秦汉医药典籍中已有明确论述，不过在本草中一直只有极少数药物标明了归经。金元时期归经理论受到普遍重视，并成为本草记述药物的必备内容。但其用语不一，有入某经、行某经、走某经、某药为某经之药等不同说法。清代沈金鳌《要药分剂》将其统一称为"归经"，得到医药界的认同，至今沿用。

归经理论中所指的脏腑，是中医中特有的定位概念，其与解剖上的实际脏器有较大的区别，不能混淆。对于药物归经的理解，也不一定是指药物有效成分实际到达的部位，而主要是药物产生效应的部位。

1. 归经的确定依据

中药的归经是以脏象学说和经络学说为理论基础，以药物所治病证为依据而确定的。

脏象和经络理论，全面、系统地说明了人体的生理功能和病理变化，是临床对疾病辨证定位的根据。作为表示药物作用部位的归经，应当与疾病的定位相一致，因而必须以脏象和经络学说为理论基础。例如，脏象学说认为心主神志，患者出现昏迷、失眠、健忘及癫狂等精神、意识、思维异常的证候，按照脏腑辨证当为心的病变，能主治这类证候的药物，如麝香、冰片开窍醒神以治闭证神昏，酸枣仁、琥珀宁心安神以治失眠，人参增智以治健忘等，皆为可归心经之药。同理，桑叶明目、全蝎止痉、珍珠母潜阳、当归养血调经等，又属可归肝经之药。又如，经络学说认为，足阳明胃经起于鼻翼旁，沿鼻上行，并入齿中、到额前；而白芷祛风止痛，长于治疗前额疼痛和牙龈肿痛，又能通鼻窍而治鼻塞流涕，按经络辨证，上述病变均为足阳明胃经之证，故白芷便为归该经之药。此外，按《伤寒杂病论》的六经辨证，桂枝为太阳经药，柴胡为少阳经药，石膏为阳明经药。

由于一种中药具有多种功效，可以主治数经的病证，其相应的归经是多方面的。在各药之下，往往只标明其主要的归经，故不能将其绝对化，误以为该药一定不归别经。还有少数药物的某一功效，其作用范围十分广泛，且在文献中又有通行十二经的说法，但仍有主次之分。

经络与脏腑虽有密切联系，但又各成系统，故临床有经络辨证、脏腑辨证以及六经辨证等多种辨证体系。在不同历史时期，采用的辨证体系各有侧重，其归经的表示亦有相应的特色。清代以前，以六经或经络辨证为主，药物的归经主要使用经络名称，其中包括冲脉、任脉、带脉及督脉等奇经八脉之名；其后，则以脏腑辨证为主，药物的归经主要使用脏腑名称。因此，造成了药物归经的表述和含义的不一致。例如，柴胡能解表退热、疏肝解郁，按六经辨证主归少阳经，按经络辨证主归厥阴经，按脏腑辨证主归肺、肝经。再如羌活、泽泻，都有归膀胱经的记载，但含义不同。羌活发散风寒，主治恶寒、发热、头项强痛及脉浮之证，根据六经辨证，足太阳膀胱经为一身藩篱而主表，故言其归膀胱经。而泽泻利水渗湿，主治小便不利、水肿之证，根据脏腑辨证，此为膀胱气化失司所致贮尿或排尿功能失常，故称其归膀胱经。这样一来，就给初学者带来了困难。不过在现代中药学中，一般的归经内容都是指的脏腑，以经络定位仅见于少数特殊药物，作为必要的补充之用。

2. 归经的临床意义

掌握归经理论，对于气味功效相同而主治不尽一致的药物，可以增强用药的准确性，提高临床疗效。如同为甘寒的补阴药，沙参归肺胃经，百合归肺心经，龟甲归肝肾经，必须准确选用。再如同为发散风寒而止痛的药物，因头痛部位不同，其使用亦有考究。太阳经头痛宜用羌活、藁本，阳明经头痛宜用白芷，少阴经头痛宜用细辛、独活，厥阴经头痛宜用川芎。

另外，脏腑经络在生理上相互联系，在病理上相互影响，使人体成为一个统一的整体。因此，应用归经理论，又必须考虑到不同脏腑经络的密切关系，从整体出发。如因脾虚或肾虚所致咳喘者，拘泥于治肺，则疗效不佳。若以健脾益气或补肾之药与归肺经的补肺、止咳平喘药同用，则能明显提高疗效。

二、中药的用法用量

（一） 中药的用法

用法，指中药的应用方法，内容较为广泛。以下主要讨论中药的给药途径、应用形式、煎煮方法和服药方法。

1. 给药途径

给药途径是影响药物疗效的因素之一。因为机体的不同组织对药物的吸收性能不同，对药物的敏感性亦有差别，且药物在不同组织中的分布、消除情况也不一样，所以，给药途径不同，会影响药物吸收的速度、数量以及作用强度。有的药甚至必须以某种特定途径给药，才能发挥某种作用。

中药的传统给药途径，除口服和皮肤给药两种主要途径外，还有吸入、舌下给药、黏膜表面给药、直肠给药等多种途径。20 世纪 30 年代后，中药的给药途径又增添了皮下注射、肌内注射、穴位注射和静脉注射等。

不同的途径给药各有特点。临床用药时，具体应选择何种途径给药，除应考虑各种给药途径的特点外，还需注意病证与药物对给药途径的选择。而病证与药物对给药途径的选择，是通过对剂型的选择来体现的。

2. 应用形式

无论选择何种形式给药，都需要将药物加工制成适合医疗、预防应用的一定剂型。传统中药剂型中，有供口服的汤剂、丸剂、散剂、酒剂、滋膏剂、露剂；供皮肤用的软膏剂、硬膏剂、散剂、丹剂、涂擦剂、浸洗剂、熏剂；还有供体腔使用的栓剂、药条、钉剂等等。20 世纪 30 年代研创出中药注射剂，以后又发展了胶囊剂、冲剂、气雾剂、膜剂等新剂型。

3. 煎煮方法

中药的疗效除与剂型的类别有关外，还与制剂工艺有着密切关系。由于汤剂是临床应用中药最常采用的剂型，并且大多由患者自制，为了保证临床用药能获得预期的疗效，医生应将汤剂的正确煎煮法向患者交代清楚。

（1）煎药器具。最好用陶瓷器皿中的砂锅、砂罐，因其化学性质稳定，不易与药物成分发生化学反应，并且导热均匀，保暖性能好。其次可用白色搪瓷器皿或不锈钢锅。煎药忌用铁、铜、铝等金属器具。因金属元素容易与药液中的中药成分发生化学反应，可能使疗效降低，甚至产生毒副作用。

（2）煎药用水。煎药用水必须无异味、洁净澄清，含矿物质及杂质少。一般而言，凡人们在生活上可作饮用的水都可用来煎煮中药。按理论推算，加水量应为饮片吸水量、煎煮过程中蒸发量及煎煮后所需药液量的总和。虽然实际操作时很难做到十分精确，但至少应根据饮片质地疏密、吸水性能及煎煮时间长短确定加多少水。一般加水量为将饮片适当加压后，液面没过饮片约 2 cm 为宜。质地坚硬、黏稠，或需久煎的药物加水量可比一般药物略多；质地疏松，或有效成分容易挥发，煎煮时间较短的药物，则液面淹没药物即可。

（3）煎前浸泡。中药饮片煎前浸泡既有利于有效成分的充分溶出，又可缩短煎煮时间，避免因煎煮时间过长，导致部分有效成分耗损或破坏过多。多数药物宜用冷水浸泡，一般药物可浸泡 20~30 min，以种子、果实为主的可浸泡 1 h。夏天气温高，浸泡时间不宜过长，以免变质。

（4）煎煮火候及时间。煎煮中药还应注意火候与煎煮时间。煎一般药宜先武火、后文火，即未沸前用大火，沸后用小火保持微沸状态，以免药汁溢出或过快熬干。解表药及其他芳香性药物，一般用武火迅速煮沸后，改用文火维持 10~15 min 即可。有效成分不易煎出的矿物类、骨角类、贝壳类、甲壳类药及补益药，一般宜文火久煎，使有效成分充分溶出。

（5）榨渣取汁。汤剂煎煮后应榨渣取汁。因为一般药物加水煎煮后都会吸附一定药液，而已经溶入药液中的有效成分可能被药渣再吸附。如药渣不经压榨取汁就抛弃，会造成有效成分损失。尤其是一些遇高热有效成分容易损失或被破坏而不宜久煎或煎两次的药物，药渣中所含有效成分所占比例会更大，榨渣取汁的意义就更大。

（6）煎煮次数。一般而言，一剂药可煎 3 次，最少应煎 2 次。因为煎药时药物的有效成分会溶解在进入药材组织的水液中，然后再扩散到药材外部的水液中。等药材内外溶液的浓度达到平衡时，因渗透压平衡，有效成分就不再溶出。这时，只有将药液滤出，药渣重新加水煎煮，有效成分才能继续溶出。

（7）入药方法。一般药物可以同时入煎，但部分药物因其性质、性能及临床用途不同，所需煎煮时间不同，还需作特殊处理，甚至同一药物因煎煮时间不同，其性能与临床应用也存在差异。所以，煎制汤剂还应讲究入药方法。

第一，先煎。如磁石、牡蛎等矿物、贝壳类药物，因其有效成分不易煎出，应先煎

30 min左右再纳入其他药同煎；制川乌、制附片等药因其毒烈性经久煎可以降低，应先煎半小时再入他药同煎，以确保用药安全。

第二，后下。如薄荷、白豆蔻、大黄、番泻叶等因其有效成分煎煮时容易挥散或被破坏而不耐煎煮者，入药宜后下，即待他药煎煮10~30 min后投入，再煎煮几分钟即可。大黄、番泻叶等药甚至可以直接用开水泡服。

第三，包煎。如蒲黄、海金沙等药材质地过轻，煎煮时易飘浮在药液液面上，或成糊状，不便煎煮及服用；车前子、葶苈子等药材较细，又含淀粉、黏液质较多，煎煮时容易粘锅、糊化、焦化；辛夷、旋覆花等药材有毛，对咽喉有刺激性，这几类药物入药时宜用纱布包裹入煎。

第四，另煎。如人参等贵重药物宜另煎，以免煎出的有效成分被其他药渣吸附，造成浪费。

第五，烊化。如阿胶等胶类药，容易黏附于其他药渣及锅底，既浪费药材，又容易熬焦，宜另行烊化，再与其他药汁兑服。

第六，冲服。如芒硝等入水即化的药物及竹沥等汁液性药材，宜用煎好的其他药液或开水冲服。

4. 服药方法

口服，是临床使用中药的主要给药途径。口服给药的效果，除受到剂型等因素的影响外，还与服药的时间、服药的多少及服药的冷热等服药方法有关。

（1）服药时间。按时服药也是合理用药的重要方面，具体服药时间应根据胃肠的状况、病情需要及药物特性来确定。

清晨空腹时，因胃及十二指肠内均无食物，可避免所服药物与食物混合，能迅速进入肠中充分发挥药效。峻下逐水药在晨起空腹时服用，不仅有利于药物迅速入肠发挥作用，还可避免晚间频频起床影响睡眠。

饭前，胃中空虚。驱虫药、攻下药及其他治疗胃肠道疾病的药物宜饭前服用，有利于药物的消化吸收。多数药都宜饭前服用。

饭后，胃中存有较多食物，药物与食物混合，可减轻其对胃肠的刺激，故对胃肠道有刺激性的药宜饭后服用。消食药宜饭后及时服用，以利于充分发挥药效。

一般药物，无论饭前或饭后服，服药与进食都应间隔1 h左右，以免影响药物、食物的消化吸收与药效的发挥。

此外，为了使药物能充分发挥作用，有的药还应在特定的时间服用，如安神药用于治失眠，宜在睡前30 min至1 h服用；缓下剂亦宜睡前服用，以便翌日清晨排便；涩精止遗药也应在睡前给药。截疟药应在疟疾发作前2 h服药，急性病则不拘时限。

（2）服药多少。一般疾病的患者服药时，多采用每日一剂，每剂分二服或三服。病情急重者，可每隔 4 h 左右服药一次，昼夜不停，使药力持续，利于顿挫病势。

应用发汗药、泻下药时，因药力较强，服药应适可而止。一般以得汗、得下为度，不必尽剂，以免汗、下太过，损伤正气。

呕吐患者服药宜小量频服。量小，药物对胃的刺激也小，不致药入即吐，而频服，才能保证一定的服药量。

（3）服药冷热。临床用药时，服药的冷热应具体分析，区别对待。一般汤药多宜温服。如治寒证用热药，宜热服。特别是辛温解表药用于外感风寒表实证，不仅药宜热服，服药后还需温覆取汗。至于用寒药治热病，如热在胃肠，患者欲冷饮者可凉服，如热在其他脏腑，患者不欲冷饮者，寒药仍以温服为宜。另外，用反治法时，也有热药凉服，或凉药热服。

此外，对于丸、散等固体药剂，除特别规定外，一般都宜用温开水送服。

（二） 中药的用药剂量

剂量，即药物的用药量，一般是指单味药的成人内服一日用量。也有指在方剂中药与药之间的比例分量，即相对剂量。

剂量是否得当，是能否确保用药安全、有效的重要因素之一。临床上主要依据所用药物的药性、用药方法、患者情况及四时气候等方面来确定中药的具体用量。

1. 药物方面

（1）药材质量。质优力强者，用量宜小些；质次力不足者，用量可大些。

（2）药材质地。花、叶类等质轻之品用量宜轻，金石、贝壳类等质重之品用量宜重；干品用量宜轻，鲜品用量宜重。

（3）药物的气味。气味平淡、作用缓和的药物，用量宜重；气味浓厚、作用峻猛的药物，用量宜轻。

（4）有毒无毒。有毒者，应严格控制剂量，不得超出安全范围；无毒者，剂量变化幅度较大，可适当增加用量。

2. 用药方面

（1）方药配伍。单味应用时剂量宜大，复方应用时剂量宜小；在方中做主药时用量宜稍大，而作辅药时则用量宜小些。

（2）剂型。入汤剂时用量宜大；入丸、散剂时用量宜小。

（3）使用目的。某些药因用量不同可出现不同作用，故可根据不同使用目的增减用量，如以槟榔行气消积用 6~15 g 即可，而驱绦虫则需用 60~120 g。

3. 患者方面

（1）体质。在以祛邪为主时，体强者用量宜重，体弱者用量宜轻。以补虚为主时，脾胃强健者用量宜稍大，脾胃虚弱者用量宜轻小。

（2）年龄。小儿发育未全，老人气血渐衰，对药物耐受力均较弱，故用量宜减小；而青壮年气血旺盛，对药物耐受力较强，故用量宜大些。小儿五岁以下通常用成人量的四分之一，六岁以上可按成人量减半用。

（3）性别。一般来说男女用量差别不大，但在妇女月经期、妊娠期，使用活血化瘀药则宜减量。

（4）病程。新病患者正气损伤较小，用量可稍重；久病多伤正气，用量宜轻些。

（5）病势。病急、病重者用量宜重，病缓、病轻者用量宜轻。

（6）生活习惯与职业。如以辛热药疗疾，对于平时不喜食辛、辣、热之物，或常处高温下作业的人用量宜轻；反之则用量宜重。

除上述因素外，还应考虑到季节、气候及居住的自然环境等方面的因素，做到"因时制宜""因地制宜"。我国东南地区温暖潮湿，温热和滋腻之药用量宜轻；西北地区寒冷干燥，寒冷或香燥之品用量宜轻。春夏气候温热，易出汗，发汗药用量不宜重；秋冬气候寒冷，腠理致密，发汗药用量则宜适当增加。

第五节　常见中药的配伍与用药禁忌

一、中药的配伍

人体疾病的发生和发展往往是错综复杂、瞬息万变的，常表现为数病相兼，或表里同病，或虚实互见，或寒热错杂，故单用一药是难以兼顾各方的。有些有毒副作用的药物，单味应用也不安全，所以要将两味以上药物配合应用才能得到预期效果。由此可见，所谓配伍是指按病情需要和药性特点，有目的、有选择地将两味以上的药物配合同用。临床往往需要同时使用两种以上的药物，但药与药之间会发生某些相互作用，如有的能增强或降低原有药效，有的能抑制或消除毒副作用，有的则能产生或增强毒副反应。因此，在使用两味以上药物时，必须有所选择，于是就提出了药物配伍关系。

（一） 中药的配伍关系

（1）相须。相须即"同类不可离也"，指将性能、功效相类似的药物配合应用，以增强原有疗效。如石膏与知母配合，能明显增强清热泻火的治疗效果；大黄与芒硝配合，能明显增强攻下泻热的治疗效果；全蝎、蜈蚣同用，能明显增强止痉定搐的作用。

（2）相使。相使即"我之佐使也"，指在性能、功效方面有某些共性的药物配伍应用，以一味药为主，另一味药为辅，辅药能提高主药的疗效。如补气利水的黄芪与利水健脾的茯苓配合时，茯苓能提高黄芪补气利水的治疗效果；清热燥湿的黄芩与攻下泻热的大黄配合时，大黄能提高黄芩清热泻火的治疗效果。因此，相使配伍的药物必须依据药物的性能、功效强弱，病情和治疗目的来确定主辅关系，达到配伍目的。

（3）相畏。相畏即"受彼之制也"，指一种药物的毒性反应或副作用，能被另一种药物减轻或消除。如生半夏和生南星的毒性能被生姜减轻或消除，因此说生半夏和生南星畏生姜。

（4）相杀。相杀即"制彼之毒也"，指一种药物能减轻或消除另一种药物的毒性或副作用。如生姜能减轻或消除生半夏和生南星的毒性或副作用，因此说生姜杀生半夏和生南星的毒。由此可知，相畏、相杀实际上是同一配伍关系的两种说法，是对于药物间相互对峙而言的。

（5）相恶。相恶即"夺我之能也"，指两药合用，一种药物能使另一种药物原有功效降低，甚至丧失。如人参恶莱菔子，因莱菔子能削弱人参的补气作用。相恶，只是两药的某一方面或某几方面的功效减弱或丧失，并非二药的各种功效全部受到影响。如生姜恶黄芩，只是生姜的温肺、温胃功效与黄芩的清肺、清胃功效互相牵制而疗效降低，但生姜还能和中开胃以治不欲饮食并呕吐之证，黄芩尚可清泄少阳以除热邪。

两药是否相恶，还与所治证候有关。如用人参治元气虚脱或脾肺纯虚无实之证，伍以消积导滞的莱菔子，则人参补气效果降低。但对脾虚食积气滞之证，如单用人参益气，则不利于积滞胀满之证；单用莱菔子消积导滞，又会加重气虚。两者合用相制相成，故《本草新编》说："人参得莱菔子，其功更神。"

（6）相反。相反即"两不相和也"，指两种药物合用，能产生或增强毒性或副作用。如"十八反""十九畏"中的若干药物。

上述六个方面，其变化关系可以概括为四项，即在配伍应用的情况下：①有些药物因产生协同作用而增强疗效，是临床用药时要充分利用的；②有些药物可能互相拮抗而抵消、削弱原有功效，用药时应加以注意；③有些药物则由于相互作用，能减轻或消除原有的毒性或副作用，在应用毒性药或烈性药时必须考虑选用；④一些药物因相互作用而产生或增强毒副作用，属于配伍禁忌，原则上应避免配用。基于上述，可知配伍应用是通过很长的实践与认识过程才逐渐积累、丰富起来的。

（二） 中药的配伍应用

药物的配伍应用（君臣佐使）是中医用药的主要形式。在配伍的基础上，药物按一定法度加以组合，并确定一定的分量比例，制成适当剂型，即为方剂。方剂是药物配伍应用的较高形式。"君臣佐使"是药物在方剂中的组方原则。

（1）君药。君药是针对主病或主证起主要作用的药物，如麻黄汤中的麻黄。

（2）臣药。臣药是辅助君药加强治疗作用或针对兼病或兼证的药物，如补中益气汤中的人参、炙甘草、白术。

（3）佐药。佐药分为佐助药、佐制药与反佐药。佐助药是辅助君、臣药或针对次要兼证的药物，如桂枝汤中的生姜、大枣；佐制药是消减君、臣药毒烈性的药物，如白虎汤中的粳米、炙甘草；反佐药是与君、臣药相反相成的药物，如左金丸中的吴茱萸。

（4）使药。使药分为引经药与调和药，如八珍汤中的炙甘草。

二、中药的用药禁忌

用药禁忌是指临床用药时，必须注意在某种情况下不宜使用某些药，或在服药时不宜吃某些食物等问题，以免发生副反应或影响疗效。主要包括配伍禁忌、妊娠用药禁忌、服药食忌和病证禁忌等内容。

辨证用药的根本宗旨是避免不良反应，确保临床疗效。故凡用药与证治相违，即属病证药忌。

（一） 配伍禁忌

在复方配伍中，有些药物应避免合用。《神农本草经》称这些药物之间的关系为"相恶"和"相反"。历代关于配伍禁忌的认识和发展，在古籍中说法并不一致。金元时期张元素在《珍珠囊》中把它们概括为"十九反"和"十八畏"，并编成歌诀。现将歌诀内容列举如下：

（1）十八反。乌头反半夏、瓜蒌、贝母、白蔹、白及；甘草反海藻、大戟、甘遂、芫花；藜芦反人参、沙参、丹参、玄参、细辛、芍药。

十八反歌诀：本草明言十八反，半蒌贝蔹及攻乌，藻戟遂芫俱战草，诸参辛芍叛藜芦。

（2）十九畏。硫黄畏朴硝，水银畏砒霜，狼毒畏密陀僧，巴豆畏牵牛，丁香畏郁金，牙硝畏三棱，川乌、草乌畏犀角，人参畏五灵脂，官桂畏赤石脂。

十九畏歌诀：硫黄原是火中精，朴硝一见便相争；水银莫与砒霜见，狼毒最怕密陀僧；巴豆性烈最为上，偏与牵牛不顺情；丁香莫与郁金见，牙硝难合荆三棱；川乌草乌不顺犀，人参最怕五灵脂；官桂善能调冷气，若逢石脂便相欺；大凡修合看顺逆，炮爁炙煿莫相依。

此后的《本草纲目》及《药鉴》等书所记略有出入，但不如十八反、十九畏歌诀那样被普遍认可和传播习诵。《神农本草经·序例》指出"勿用相恶、相反者"，"若有毒宜制，可用相畏、相杀者尔，勿合用也"。自宋代以后，将"相畏"关系也列为配伍禁忌，与"相恶"混淆不清。因此，"十九畏"的概念与配伍关系中的"相畏"，涵义并不相同。

（二） 妊娠用药禁忌

妊娠禁忌药是指妇女妊娠期除中断妊娠、引产外，禁忌使用或须慎重使用的药物。根据某些药物对胎元损害程度的不同，一般可分为禁用与慎用两类。

（1）妊娠禁用药。妊娠禁用药多数是毒性较强或药性猛烈的药物，如水银、砒霜、雄黄、轻粉、斑蝥、马钱子、蟾酥、川乌、草乌、藜芦、胆矾、瓜蒂、巴豆、甘遂、大戟、芫花、牵牛子、商陆、麝香、三棱、莪术、水蛭、虻虫等。

（2）妊娠慎用药。妊娠慎用药多数具有小毒或通经祛瘀、行气破滞，以及具有辛热性质的药物，如大黄、芒硝、番泻叶、桃仁、红花、牡丹皮、枳实、附子、干姜、肉桂等。

妊娠禁忌药的危害是多方面的，这些药物能造成盆腔出血、兴奋子宫引起子宫收缩、抗早孕、产生胎儿畸形等作用，严重者会引起堕胎或终止妊娠。因此，随着对妊娠禁忌药认识的逐步深入，对妊娠禁忌的理由也进行了全面总结，归纳起来主要包括：①对母体不利；②对胎儿不利；③对产程不利。目前，无论从用药安全的角度，还是从优生优育的角度来认识这几点，都是应当给予高度重视的。总体而言，对于妊娠禁忌的，如无特殊必要，应尽量避免使用，以免发生事故。如孕妇患病非用不可，则应注意辨证准确，掌握好剂量与疗程，并通过恰当的炮制和配伍，尽量减轻药物对妊娠的危害，做到用药安全而有效。

（三） 服药食忌

服药食忌是指服药期间对某些食物的禁忌，又简称食忌，也就是通常所说的忌口。在古代文献上有常山忌葱，地黄、何首乌忌葱、蒜、萝卜，薄荷忌鳖肉，茯苓忌醋，鳖甲忌苋菜以及蜜反生葱等记载。这说明服用某些药时不可同吃某些食物。

此外，根据病情的不同，饮食禁忌也有区别。如热性病患者应忌食辛辣、黏腻、油炸、腥臭类食物；寒性病患者应忌食生冷类食物；胸痹患者应忌食肥肉、脂肪、动物内脏、烟、酒；肝阳上亢、头晕目眩、烦躁易怒者应忌食胡椒、辣椒、大蒜、白酒等辛热助阳之品；脾胃虚弱者应忌食油炸、黏腻、寒冷固硬、不易消化的食物；疮疡、皮肤病患者应忌食鱼、虾、蟹等腥膻发物及辛辣刺激性食品。

第三章 现代医学检验技术

第一节 现代医学临床检验技术的应用

医学检验又称实验诊断学或临床检验诊断学，现也称检验医学，包括临床基础检验、临床生物化学检验、临床免疫学检验、临床微生物学检验、临床血液学检验、临床寄生虫学检验等，其主要工作是在实验室完成的，为医疗、预防、保健、康复等提供准确、及时、有效的实验数据和诊断意见。其中临床基础检验是研究临床筛检与诊断疾病最常用、最基本的检验技术和方法的一门课程，是医学检验技术专业的主干课程和核心课程之一。临床基础检验以检验医学为基础，同时涉及化学、物理学、生物学、光学、统计学、人工智能学、免疫学、微生物学、遗传学、分子生物学等，是一门多个自然学科相互渗透、交叉配合的综合性应用学科。

一、现代临床检验学的主要特征

医学检验已经发展到检验医学阶段，检验医学除了提供及时、可靠的检验结果外，还要提供临床咨询服务。检验医师与临床医师共同制订诊断和疗效判断的标准，运用循证医学和循证检验医学（evidence-based laboratory medicine，EBLM）理论，为临床提供有临床价值、成本低、价格合理的检验项目和快速、准确的检验结果，实现从"以标本为中心、以检验结果为目的"的理念，向"以病人为中心、以疾病诊断和治疗为目的"的理念转化。

随着各种现代化技术，如光学技术、电子技术、自动化技术、网络通讯技术、免疫标记技术、生物芯片技术、流式细胞技术等不断进步，推动了临床检验技术的发展。近年来，我国临床检验发展迅速，全自动化实验室、一体化实验室、即时检测（point-of-care testing，POCT）和独立实验室相继出现并快速发展，使临床检验的工作任务逐渐从简单地为临床提供快速、准确的检验结果，转变为在进一步发展检验技术的同时，积极参与临床咨询和临床诊断、治疗和预防等工作。目前，医学检验技术已成为发展最迅速、应用高精尖技术最集中的学科之一。主要特征为：

（1）检验技术现代化。伴随着现代科学技术的快速发展，流式细胞术、生物芯片、分子杂交、聚合酶链反应（polymerase chain reaction，PCR）、高通量测序（high-throughput sequencing）等新技术不断应用于检验医学，使检验医学水平得到大幅提高。

（2）检验分析自动化。随着计算机技术的广泛应用，自动化检验仪器已在大中型医院检验科基本普及，在取代了手工操作的同时，缩短了检验时间，提高了检验结果的准确性、精密度，同时也具有操作简单、易质控、参数多、信息丰富等优点。

（3）检验方法标准化。检验方法标准化、标本微量化是现代检验医学的发展目标。为了便于管理和检验结果互认，由国内外有关组织推荐的参考方法深受推广并应用于临床检验中，既提高了检验结果的准确性，也使各临床实验室之间的检验结果具有了一定的可比性，方便医院之间的会诊、远程医学诊断和交流。

（4）检验试剂商品化。目前，国内外已有大量专业化公司批量生产配套化和多样化的检验试剂，如血细胞分析仪、尿液分析仪、血凝仪、生化分析仪等均已有配套化和专业化的试剂。这些高质量检验试剂的供应，避免了手工配制的弊端，减少检验误差，显著提高医学检验质量。

（5）检验项目组合化。临床上，有时单个项目检测灵敏度和特异性不高，影响临床诊断和鉴别诊断。此时，采用多项目合理组合检测，可提高临床的诊断水平和治疗水平。例如，肿瘤标志物项目组合检测，对肿瘤的早诊断、早治疗具有重要价值。

（6）计量单位国际化。检验医学已采用国际法定计量单位，并按国际、国内标准引入参考区间、医学决定水平等概念，通过参加国内、国外各级室间质量评价，以及国内、国外的学术交流，提高了检验技术人员的整体水平和检验科在医院中的地位。

（7）质量管理全程化。检验结果的可靠性有赖于分析前、分析中和分析后的全程质量控制。检验科的临床检验全程质量控制需要全部医护人员的配合共同完成，由于分析过程中的质量控制由检验技术人员完成，检验技术人员的责任更为重大。近年来，随着制度的建立和完善，以及质量意识的提高，二级以上医院检验科在规范化操作的基础上，已基本实现了实验室内部质量控制（internal quality control，IQC）的全覆盖，以及室间质量评价（external quality assessent，EQA），许多临床实验室还通过了国家实验室认可，确保了检验结果准确和可信。

（8）生物安全制度化。检验科所面对的标本均存在生物安全隐患，因此从标本采集、转运、储存、检测和报告，均需严格执行实验室生物安全要求。目前，国家、省市均有明确的生物安全执行标准，如"实验室生物安全通用要求"（GB 19489）、"临床实验室废物处理原则"（WS/T 249）等。检验科已基本按照要求采取相应的生物安全防范措施，以杜绝生物安全对检验人员、患者、其他人员、环境的危害。

（9）检验人员合格化。通过多年规范的医学检验专业高等教育，医疗机构检验技术人员的岗位培训和继续教育等，临床检验技术人员的整体素质得到了显著提高，尤其是大量博士、硕士等高水平人员进入检验队伍中，更进一步带动了临床检验的发展，也使临床检验人员的技术更加合格，操作更加规范。例如，检验人员在上岗前必须进行培训，血细胞分析仪等仪器设备使用上岗前必须接受如操作原理、标准操作规程（standard operating procedure，SOP）、质量控制、性能评价、维护保养等技术培训，获得上岗证后，方能上机操作，促使临床检验人员的技术更加合格，操作更加规范。

（10）临床实验室信息化。目前，社会已进入大数据时代，临床检验工作也不例外，从医师开医嘱开始，待检者准备、标本采集、运送、接收、分析、结果报告、追踪等环节，单纯靠人工已无法完成全程监控。随着计算机技术的进步，目前检验科已基本引入临床实验室信息系统（laboratory information system，LIS），并以子系统进入医院信息系统（hospital information system，HIS），实现了和全医院信息资源的共享。临床实验室信息化管理的实施，减轻了检验人员的劳动强度，提高了工作效率、资料的可信度和检验质量，提升临床检验科的管理水平，进一步提升医学检验技术专业的形象。

二、现代临床基础检验的任务与内容

临床基础检验的主要任务是采用各种技术、方法和仪器，对人体的血液、尿液、粪便及其他分泌物和排泄物、体腔积液和脱落细胞等标本进行一般性状、化学、显微镜形态学等最基础的检查，满足临床筛查、诊断疾病的需要。传统的临床基础检验主要包括三大常规，即血常规、尿常规和粪便常规。随着医学检验的发展，检测技术和手段日趋现代化，临床基础检验的内容也更加丰富，涵盖了血液一般检验、血细胞分析仪检验、血型与输血检验、尿液检验、粪便检验、其他体液检验、生殖道分泌物检验和脱落细胞检验等内容。除了传统的手工检验方法、"金标准"方法，以及有形成分的显微镜检查外，还结合国内外医学检验发展趋势和临床实验室发展实际，涵盖了以自动化、信息化为特征的仪器分析方法。

临床基础检验的临床应用主要有以下内容：

（1）疾病诊断与鉴别诊断。通过临床基础检验，可对疾病的诊断和鉴别诊断提供实验室筛检或确诊的客观指标。

（2）疗效观察和预后判断。在疾病的发生和发展过程中，血液、尿液等检验指标均会发生相应的变化，定期检查、及时复查和反复观察各项检验指标的变化，对分析病情变化、协助指导制定治疗方案和判断预后等均有重要价值。

（3）用药与安全监测。用药安全是患者关心的热点，也是医院临床治疗的重要环节。许多药物在治疗疾病的同时，对人体也存在一定损害，因此在临床用药治疗疾病的同时，监测血液、尿液检验指标的变化，可以判断药物对人体有无损害及损害程度，并指导临床合理用药。监测血液、尿液某些检验指标的变化，也可以为判断某些职业对人体的危害及危害程度提供依据。

（4）健康体检。定期进行血液、尿液等检验项目的健康检查，及时了解身体状况，并指导人们建立良好的生活习惯，增强预防疾病的主动性，不断提高健康意识，保障身体健康。

（5）医学研究。建立人体正常与异常状态下的检验数据，探寻不同疾病、不同阶段检验指标的变化，为提高医学水平提供良好、必备的条件。

三、现代临床基础检验的基本要求

（1）加强理论学习，适度拓展知识。以检验项目为中心，重点学习每个检验项目所涉及的主要知识，包括背景知识、检测原理、实验用品、操作程序、质量控制、方法学评价、参考区间和临床意义。只有理解和掌握每个检验项目的主要知识点，才能对每个项目的敏感性（sensitivity）、特异性（specificity）、快速（speed）、简单（simple）和安全（safety）等医学检验方法的 5S 目标进行评价，从而理解检验项目参考区间，正确区别参考区间与危急值和医学决定性水平的关系，并对检验结果进行有效的分析。

（2）重视手工操作，加强技能训练。医学检验技术专业是培养实用型、操作能力强的高素质技能型人才，因此应高度重视实验（训）课和课程见习，做到理论联系实际，加强操作技能训练，培养动手能力。在实验和见习前应提前预习，掌握或熟悉每个检验项目的关键点，实验（训）或见习课要做到"五勤"，即"勤动手、勤动眼、勤动脑、勤动嘴、勤动腿"。

（3）加强形态观察，提高识别能力。有形成分显微镜检查是临床基础检验的重要内容。虽然自动化仪器分析在临床实验室已广泛应用，但它并不能替代有形成分的显微镜检查，显微镜下有形成分检查不但是有些疾病诊断的"金标准"，也是自动化仪器分析中许多筛查项目复检的必要手段。因此，在实验（训）、见习或实习时要勤学苦练，只有对实际标本反复观察和分析比较，才能提高识别细胞、管型、结晶、虫卵、细菌等有形成分的能力。

（4）强化质量意识，确保生物安全。检验结果的质量是临床实验室的核心，为了保证每个检验项目结果的准确性，必须加强分析前、分析中和分析后的全面质量管理（total quality management，TQM）。分析前要注重检验申请，患者准备，标本采集、运送与接收等环节；分析中要控制好检测系统和按操作规程操作，做好日常 IQC；分析后应对检验结果的审核、报告、检验结果的解释、临床咨询和与临床沟通等进行有效的管理。在保证检验结果质量的同时，不能忽视生物安全，要不断学习实验室生物安全的基本知识，强化生物安全的意识和防护措施，避免病原生物对实验操作人员、实验室工作人员、周围人员及环境存在的潜在危害，保障社会和谐和人们健康。

（5）注重专业素质、职业道德的培养。临床检验工作是一项严肃、细致的工作，检验结果是疾病诊断、治疗和疗效观察的依据，稍有疏忽就可能延误疾病的诊断和治疗。这就要求检验工作者必须具备认真负责、严谨细致、一丝不苟、有条不紊、实事求是、规范操作的工作态度和工作作风。因此，要加强专业素质培养，注重团队协作意识，树立救死扶伤的高尚职业道德。

第二节　血液一般检验与血细胞分析仪检验

一、血液一般检验

（一）　血液标本的采集与处理

血液是由血浆和悬浮于其中的血细胞（红细胞、白细胞、血小板）组成的红色、不透明的黏稠混悬液，通过循环系统与全身的各个组织器官密切联系，参与机体的物质运输、协调、防御、缓冲等各项生理功能，维持机体正常新陈代谢和内外环境的平衡。某些生理或病理情况，可引起血液中相应的成分发生质和（或）量的改变。临床通过相关的血液成分检验能够客观地反映出机体的变化，从而为疾病的诊断、鉴别诊断、疗效观察及预后判断等提供重要依据。血液标本的正确采集和处理是临床血液检验质量管理中重要的环节之一，是获得准确、可靠、有效检验结果的重要因素。

1. 血液标本的类型划分

根据检测项目的目的、方法和要求不同，临床检验采用的血液标本主要有以下四种类型：

（1）全血。全血（whole blood）是指血液的全部成分，包含血细胞和血浆中的所有成分。根据采集部位不同，可分为末梢全血、静脉全血和动脉全血。

采自指尖、足跟及耳垂的全血都属于末梢全血。其成分包括毛细血管血、静脉血、动脉血及少量的组织液。

静脉全血采自体表浅静脉（常采用肘部静脉，手背静脉亦可，婴幼儿采用颈静脉或股静脉）的全血。静脉全血不易受气温、污染和末梢循环的影响，是临床上使用最广泛的血液标本。

动脉全血采自体表有丰富侧支循环、易于触及、穿刺方便、远离重要静脉和神经的浅动脉（常采用桡动脉、肱动脉、股动脉、足背动脉，婴幼儿采用头皮动脉或毛细血管）的全血。

（2）血浆。全血在体外加抗凝剂离心除去血细胞后的淡黄色透明液体称为血浆（plasma）。常用于血浆生理性和病理性化学成分的检测、血栓与止血项目的检测等。

（3）血清。全血在体外自然凝固后分离出来的淡黄色透明液体称为血清（serum）。血清与血浆的区别在于血清缺少某些凝血因子，如纤维蛋白原等。常用于临床化学和临床免疫学检测等。

（4）血细胞成分。对于细胞的分离，原则上先对各类细胞的大小、沉降率、黏附能力和吞噬能力加以区分，然后依照不同的试验目的，从全血中选择性提取、分离特定的血细胞，待分离好后分装运送。例如，浓集的粒细胞、淋巴细胞和分离的单个核细胞等，主要用于某些特殊项目的检测。

2. 血液标本的采集

血液标本的采集分为末梢采血法、静脉采血法和动脉采血法。不同的采血法采集的血液成分存在不同程度的差异，因此在判断和比较结果时要综合考虑。

（1）末梢采血法。末梢采血法又称为毛细血管采血法，主要用于需要微量血液的检验项目和婴幼儿血液一般检验。其采血部位一般选用手指指端或耳垂（婴幼儿可选择拇趾或足跟内外侧缘）。世界卫生组织（World Health Organization，WHO）推荐成人毛细血管血采血的部位为左手中指或环指指端内侧。局部有水肿、发绀或冻疮等病变均不可作为采血部位；严重烧伤的患者，可选择皮肤完好处采血。末梢采血法所获得的血液标本是微动脉血、微静脉血和毛细血管血混合的末梢全血。皮肤采血法又分为采血针末梢采血法和激光末梢采血法。

（2）静脉采血法。静脉采血法是临床最常使用的采血方法，常用于血液学、临床化学、免疫学、病原微生物学、分子生物学等项目的检测。凡位于体表的浅静脉均可作为采血部位，通常采用肘部静脉。当肘部静脉不明显时，可采用手背部、手腕部和外踝部静脉。幼儿可采用颈静脉采血，必要时还可以从股静脉、大隐静脉及锁骨下静脉等处采血，但在这些部位采血，必须在有经验者指导下进行，或由临床医师、护士采集，以免发生意外。

静脉所采集的血液能准确反映全身血液的真实情况，更具有代表性，因其不易受气温和末梢循环变化的影响。根据采血方式的不同，静脉采血法分为注射器采血法和真空（负压）采血法，目前推荐使用真空采血法。

（3）动脉采血法。动脉采血法因其操作比较复杂，且待检者较难忍受疼痛，故临床主要用于血气分析和酸碱平衡分析。采血部位多选用桡动脉（最方便）、股动脉、肱动脉。

3. 血液标本的添加剂

血液标本的采集容器根据有无添加剂，可分为无添加剂的普通试管和有添加剂的试管。目前，临床上的血液标本添加剂有抗凝剂、促凝剂和分离胶三类。检测全血和血浆标本时，通常需要加入抗凝剂进行抗凝。为了快速获得血清，有时要使用促凝剂和分离胶等其他添加剂。

（1）抗凝剂。利用物理或化学的方法除掉或抑制血液中的某些凝血因子，以阻止血液凝固的过程称为抗凝；能够阻止血液凝固的化学物质则称为抗凝剂（anticoagulant）或抗凝物质。抗凝剂的种类较多，临床上常用的有乙二胺四乙酸（EDTA）盐、枸橼酸钠、肝素、草酸盐和双草酸盐。

特殊情况下可采用物理方法获得抗凝血液。如将血液注入有玻璃珠的器皿中并不停转动，使纤维蛋白缠绕于玻璃珠之上，从而防止血液凝固，此方法常用于脱纤维羊血制备血液培养液。另外，也可用竹签搅拌去除纤维蛋白，以达到物理抗凝的目的，此方法主要用于检查结果易受抗凝剂影响的血液标本抗凝，如用于红斑狼疮细胞检查等。

（2）促凝剂。促凝剂是采用非活性硅石等非生理性促凝成分，经特殊加工制成的。将促凝剂均匀喷涂于采血管内壁上，能激活纤维蛋白酶，使可溶性纤维蛋白变成不可溶性的纤维蛋白聚体，进而形成稳定的纤维蛋白凝块。促凝剂不溶于血清，不与血细胞发生物质交换，对蛋白的竞争性吸附极小，可加速血液凝固，快速分离血清标本，缩短了检验时间，具有很高的使用价值，特别适用于急诊化学检查。但离心后，常常还会有少量的纤维蛋白凝块或凝丝悬浮在血清中。常用的促凝剂有凝血酶、蛇毒、硅石粉和硅碳酸等。

（3）分离胶。分离胶为一种聚合高分子惰性材料，如高黏滞度液体、增稠剂等，不溶于水，具有抗氧化、耐高温、抗低温、高稳定性等特性。采血离心后，由于分离胶的比重介于血清与血细胞之间，在 $1100\sim1500$ g 离心力作用下移至血清或血浆和血细胞之间形成隔离层，分离成血清或血浆（上层）、分离胶（中层）和血细胞（下层）。分离胶能保证血清化学成分的稳定，标本在 4 ℃、48 h 内保持稳定，适用于生化、血库和血清学等相关检验。但温度会影响分离胶的物理性质，应按说明书使用。

4. 血液标本的运送、保存与处理

（1）血液标本运送。血液离体后，血细胞的代谢活动仍在继续，为保证检验结果的准确性，一般要求血液标本采集后尽快送到实验室。采集的血标本可通过人工运送、轨道传送和管道运送等方式运送到检验相关科室。任意一种方式运送，都应遵循以下原则：

第一，标识唯一原则。采集好的血液标本应具有唯一的标识，包括待检者的编号、姓名、性别、年龄等信息。目前，临床医疗机构已广泛应用条形码系统。

第二，生物安全原则。应使用可重复全面消毒的专用容器包装运送，特殊标本（可疑或已明确的高危险性标本）则使用专有标识（如剧毒、强传染性等）的容器密封运送。必要时可使用有温控功能的容器运送。气压管道运送必须使用真空采血管，且标本运送前应确保管盖和瓶盖密封牢固。

第三，及时送检原则。采集好的标本应及时送检，以免待检物发生降解或污染等。若标本不能及时运送，应将标本密封，装入专用箱或乙烯塑料袋，按照标本的保存条件置于合适的温度条件下运送。在运送的过程中应尽量避免剧烈震荡。

（2）血液标本接收与拒收。实验室应制定相应的标本接收程序和不合格标本的拒收标准。

接收程序应包括标本的接收范围、合格标本的标准、标本接收和登记的处理等。不合格的标本应予以拒收，其常见原因有标本标识错误、采集容器错误、标本性状不符（溶血、抗凝标本发生凝固）、采血量过少或过多、转运条件不当、标本受到污染、转运时间过长等。

（3）血液标本预处理。血液标本送至实验室后，根据检测标本类型和要求的不同，及时采用离心法分离出待检血清、血浆或血细胞。全血检测应先充分混匀。

（4）血液标本保存。血液标本（血清、血浆及全血）中各项检测指标在不同的保存温度下有着不同的稳定性及生物半衰期，因此有不同的保存条件，以保证检测结果的有效性。血液标本在存放时应加管盖，以免水分挥发导致标本浓缩。标本应避免反复冻融。

血液中不同的待检物稳定性不同，应根据其稳定性特点决定保存时间。血液一般分析标本用后应于室温存放 24 h 后处理，一般生化检验项目的标本检验后应在 4 ℃环境存放 7 日后处理，特殊检验项目检验后的标本应吸出血清或血浆并置 20 ℃冰箱内保存 1 个月以上。保存检验标本时应包括标本信息的保存，且与分离的血浆或血清标本相对应。

标本的保存温度有室温保存（18~25 ℃）、冷藏保存（4~8 ℃）、冷冻保存（-20 ℃及以下）。常见标本保存如下：血细胞计数可在室温保存；血钾应分离血清后密封冷藏；加氟化钠的血糖检测标本可冷藏 48 h；其他的一般项目可密封后冷藏；核糖核酸检测、极不稳定的凝血因子（Ⅷ因子）检测应冷冻保存。

（5）检测后血液标本处理。根据《中华人民共和国传染病防治法》《医疗废物管理条例》《医疗卫生机构医疗废物管理办法》《实验室生物安全通用要求》（GB19489—2008）规定，医疗卫生机构有专人负责处理；根据国家卫生行业标准《临床实验室废物处理原则》（WS/T249—2005）规定，使用专用的容器或袋子包装，由专人送到指定的地点集中处理。检验后废弃的血液标本一般由专门机构采用焚烧的办法处理。

5. 血液标本的质量控制

标本采集与前处理是分析前质量控制的主要内容。由于检测前的大部分工作是由待检者、医师、护士、运送人员及检验人员在实验室外和进入检验过程前完成的，环节多，实验室难以监控每个环节。为了保证检验结果的准确性，客观反映待检者的状态，医护和检验人员应该了解血液标本采集前患者的状态和会对结果产生影响的因素，并告知患者注意质量控制，以减少非疾病因素对血液标本的影响。

（1）检验申请。申请单应包括待检者最基本的信息，至少包括姓名、性别、年龄。同时应提供相关的临床信息，以便于解读检验结果。

医院检验科应制订标本采集和处理的具体要求并定期修改标本采集手册，并负责向采集标本的人员提供技术支持。

通过检验申请单可对血液标本溯源到特定的个体，对于缺少标识的检验申请单和标本，实验室应拒绝接收或处理。

特殊标本的处理：对标识不明确、标本不稳定（如脑脊液、活组织检查标本等）、重新采集有困难的标本或患者处于紧急状况的标本，实验室可先行处理，但不发送检验报告，直至申请检验的医师或标本采集人员确认标本的真实状况和责任，或提供适当的信息。

送检时间：根据检验项目的特性以及实验室的相关规定，应在规定时间内将标本送检。对急症或危重患者的标本要进行特别的标识。

物理条件对标本的影响：严格按照标本采集手册的规定，采集的标本应保存在一定的温度范围内，特殊标本可添加规定的防腐剂，以保证标本中检测成分的稳定性和完整性。

标本档案完整：对所有接收的标本应当进行记录，包括标本的种类、接收日期和时间、接收人员等。

（2）待检者准备。待检者饮食和生理状态对检验结果影响较大，为了保证检验结果的准确性，应尽量避免饮食和生理状态的影响。

药物对检验结果的影响包括体外影响和体内影响两个方面，其中体外影响是指药物及其代谢物对检测方法造成物理或化学性干扰，如药物颜色对血清外观的影响、维生素 C 对血糖测定的影响等；体内影响是指药物及其代谢产物在体内引起机体生理、生化及病理等各方面的变化，从而可能引起检验结果的失真。药物的不良反应亦可能对肝肾功能造成损害，从而引起相应指标的变化。

（3）标本采集。

环境要求：血液标本采集的环境应空间宽敞、光线明亮、通风良好，血液标本采集的台面高低和宽度适宜，座位舒适。

生物安全：①防止交叉感染。血液标本采集应使用一次性用品，包括采血针、压脉带、垫巾和消毒用品等。废弃物品按照医疗垃圾统一处理。②环境消毒。采用紫外线灯定时对标本采集的周边环境和空气进行消毒，并使用消毒液定期擦拭台面。

采血时间：血液中某些成分浓度具有周期性变化，因此①空腹标本尽可能在上午 9 时前采集；②尽可能在其他检查和治疗之前采集血液标本；③应根据药物浓度峰值期和稳定期特点采集血液标本，以检测药物浓度；④应在检验申请单上注明采血的具体时间。

采血部位：不同部位的血液标本，某些成分会有差异，甚至对检测结果产生严重影响，故应选择恰当的采血部位。

采血时体位：体位改变可引起血液许多指标发生变化。从仰卧位到直立位时，由于有效滤过压增高，水及小分子物质从血管内转移到组织间隙，血浆容量可减少12%。由于血液浓缩，红细胞、白细胞、血清总蛋白、清蛋白、胆固醇、肾上腺素、去甲肾上腺素和血管紧张素等物质相对增高5%。因此，采集血液标本时，住院患者可采用卧位，非住院患者可采用坐位，并保持平静状态。

压脉带的使用：静脉采血时，压脉带压迫时间过长可使多种血液成分发生改变。压迫时间超过3 min时，因静脉扩张、淤血，水分进入组织间隙，从而导致血液浓缩，血液中的某些蛋白质、微量元素、酶类、胆固醇等会增高5%～10%。同时，由于无氧酵解增加，乳酸增高，血液pH降低。因此，在采集标本时应尽量缩短压脉带的压迫时间（一般应<1 min）。在见到血液进入采血容器后立即解开压脉带。当需要重新采集标本时，应换另一只手臂。

抗凝剂：EDTA钾盐可使淋巴细胞出现花形核，还可引发极少数人血小板出现EDTA依赖性聚集现象，导致血细胞分析仪检测血小板计数的假性减低。

输液：尽可能避免在输液过程中采集标本，因为输液不仅使血液稀释，而且输注的成分可能干扰检验结果。最常见的易受干扰的检验项目为葡萄糖和电解质。一般情况下，对于静脉输入葡萄糖、氨基酸、蛋白质或电解质的患者，应在输液结束1 h后采集标本，而对输入脂肪乳剂的患者应在8 h后采集标本。如果必须在输液时采集标本，要避免在输液同侧的静脉采集标本。

溶血：血细胞内、外的各种成分有梯度差，有的成分相差数十倍，因标本溶血所导致的某些检测项目出现误差可造成严重的后果。因此，在采集、运送、保存和处理血液标本时应尽量避免溶血。发生溶血的主要原因有注射器带着针头强压注血到容器内、容器不清洁、标本中出现大量泡沫、血液接触水分、强力振荡标本和分离血清时操作不当等。

温度：血细胞分析仪测定采用的抗凝全血宜室温保存，不宜存放在2～6 ℃环境中，低温可使血液成分和细胞形态发生变化。即使室温保存，也不宜超过6 h，最多不超过8 h。冷冻的血清或血浆标本不宜反复冻融，必要时可分装多管保存。另外，解冻的标本要待彻底融化并混匀后再使用（标本中的成分分布均匀）。

（4）标本运送。标本采集完成后，应及时送检。不能及时送检的标本，可暂时在室温下存放，但不应超过8 h。另外，送检标本的容器为符合生物安全要求的密封箱。

（二） 血涂片制备与染色技术

血涂片显微镜检查是血液细胞学检查的基本方法，在临床应用广泛，对血液疾病的诊断、血液寄生虫检查（疟原虫、血吸虫、黑热病）、手工复片镜检有着重要意义。血涂片制备和染色的情况直接影响血细胞形态学检查的结果。因此，制备一张厚薄适宜，头、体、尾分明，边缘整齐，头尾及两侧均留有空隙，细胞分布均匀，染色良好呈舌状的血膜涂片，是血液学检查主要基本技术之一。

1. 血涂片的制备

（1）玻片准备。

用于制备血涂片的载玻片需要清洁、干燥、中性、无污染。新玻片表面常有游离碱质，应用清洁液或 1 mol/L 酸浸泡 24 h 后，再用自来水及蒸馏水彻底洗涤，干燥后备用。用过的载玻片先放入肥皂水或洗衣粉水中煮沸 20 min，用热水将肥皂和血膜等污物洗去，再用自来水反复冲洗，最后用蒸馏水冲洗 3~5 次，干燥后备用。如急用，则可将新玻片用 95% 乙醇浸泡 1 h，蒸馏水洗净后，擦干或烘干后备用。

推片的处理方法同载玻片。推片需比载玻片狭窄（一般选择有切角的玻片），边缘要光滑、整齐。

（2）制片。

原理：用推片将载玻片上的血滴推成细胞分布均匀的血膜。

器材：采集静脉血或末梢血标本的相应物品、推片、载玻片（宽×长为 25 mm×75 mm，厚度为 0.8~1.2 mm）。

试剂：30 g/L 碘酊、75% 乙醇或聚维酮碘。

标本：乙二胺四乙酸二钾（EDTA-K$_2$）抗凝静脉血或末梢血。

制片操作如下：

①采血或取血：用常规聚维酮碘或碘酊、75% 乙醇消毒，采末梢血或用微量吸管吸取 EDTA-K$_2$ 抗凝静脉血 1 滴，置载玻片上一端约 1.5 cm 处或整片 1/3 处。也可直接用玻片蘸取末梢血 1 滴。

②推片：左手拇指、示指和中指持载玻片的两端，右手拇指、示指和中指握住推片的两边，将推片的前端下缘放于血滴的前方，向血滴方向慢慢移动，接触血滴后左右轻轻摆动，使血液沿推片下缘散开，以 30°~45° 角，快速、平稳地将推片向前推进至载玻片的另一端，则血液在载玻片上形成一厚薄适宜，头、体、尾分明，两端和两侧留有空隙的舌型血膜。

③干燥：将推好的血涂片自行晾干，或手持血涂片在空气中晃动，使其迅速干燥。天气寒冷或潮湿时，应放置在 37 ℃ 恒温箱中保温促干，以免细胞发生皱缩、变形。

④标记：用记号笔在血膜头部的载玻片一端标记待检者编号或姓名。

目前有多种型号的血细胞分析仪或血细胞形态分析仪配有自动血涂片仪和染色仪，可以根据需要进行自动送片、取血、推片、标记和染色等操作。另外，如进行寄生虫检查可准备厚血膜，即取 1 小滴血液于载玻片中央，以推片的一角将血滴由内向外旋转涂布，制成直径约 1.5 cm 的圆形厚血膜，干燥后滴加蒸馏水，待溶解红细胞、脱去血红蛋白后倾去水，自然干燥。

（3）玻片准备和制片的质量控制。

准备：玻片、血标本。

玻片：载玻片和推片应符合要求，载玻片应清洁、干燥、中性、无尘、无油脂，表面平而光滑，切勿用手触及玻片表面；推片边缘应擦拭干净，以免影响推制血膜质量。

血标本：未抗凝的末梢血、静脉血或 EDTA-K$_2$ 抗凝静脉血均可。如为末梢血，应尽快取血制片，以免出现血凝块影响制片；如为抗凝血，采集后应尽早（4 小时内）推片，以免细胞形态发生改变甚至溶解，影响观察。取抗凝血推片前一定要充分颠倒混匀标本。

制片：血涂片的厚薄与血滴的大小、推片与载玻片之间的角度、推片时的速度及血细胞比容有关。血滴大、血黏度高、推片时角度大、速度快则血膜厚，反之则血膜薄。血涂片过薄，白细胞易集中于边缘或尾部；血涂片过厚，细胞重叠且缩小，均不利于白细胞分类计数。血膜分布不均主要是推片边缘不齐、用力不匀和（或）载玻片不清洁所致。针对不同的待检者应有的放矢，对血细胞比容高、血黏度高的待检者应采用小血滴、小角度、慢推；而对贫血患者则采用大血滴、大角度、快推。

血涂片的处理方法：干燥→染色。

①干燥：将推好的血涂片在空气中晃动，使其尽快干燥。天气寒冷或潮湿时，应于 37 ℃ 恒温箱中保温促干，以免细胞变形、皱缩。

②染色：血涂片应在 1 小时内染色或在 1 小时内用无水甲醇（含水量<3%）固定后染色。

2. 血涂片的染色技术

血涂片染色是血细胞形态学检查的重要手段，可观察细胞的内部结构和着色情况，识别各种细胞及其异常变化，对相关疾病的诊断和鉴别诊断有着重要价值。血涂片的染色方法很多，但主要从罗氏染色法（Romanowsky）演变而来，常用的有瑞特（Wright）染色法、吉姆萨（Giemsa）染色法和瑞-吉（Wright-Giemsa）复合染色法等。

（1）瑞特染色原理：细胞的着色既有物理的吸附作用，又有化学的亲和作用。不同的细胞由于其结构和成分不一样，对染料的亲和力也不一样，染色后各种细胞会呈现不同的色彩。

瑞特染料是由酸性染料伊红和碱性染料亚甲蓝混合而成的一种中性盐染料，溶于甲醇后成为瑞特染液。细胞中的碱性物质，如红细胞中的血红蛋白、嗜酸性粒细胞胞质中的嗜酸性颗粒等，与酸性染料伊红结合染成红色；细胞中的酸性物质，如淋巴细胞胞质、嗜碱性粒细胞胞质中的嗜碱性颗粒等，与碱性染料亚甲蓝结合染成蓝色；中性粒细胞胞质中的中性颗粒与伊红和亚甲蓝均可结合，呈紫红色。细胞核内的染色质主要由弱酸性 DNA 和碱性的组蛋白等组成，弱酸性 DNA 与碱性染料亚甲蓝结合染成蓝色，碱性的组蛋白与酸性染料伊红结合染成红色，故染成紫红色。血小板颗粒染成紫红色。

器材：染色架、洗耳球、蜡笔、显微镜。

试剂：瑞特染液、磷酸盐缓冲液。

瑞特染液：由酸性染料伊红和碱性染料亚甲蓝组成复合染料溶于甲醇而成。亚甲蓝通常为氯盐，其有色部分是亚甲蓝，为阳离子，故为碱性染料。伊红（又称曙红）通常用伊红钠盐，其有色部分是伊红，为阴离子，故为酸性染料。亚甲蓝和伊红在水溶液中生成一种疏水的伊红化亚甲蓝中性沉淀物，即瑞特染料。甲醇可溶解瑞特染料，使其解离为带正电荷的亚甲蓝或天青和带负电荷的伊红。血细胞内的不同成分利用吸附与亲和作用，选择性的与不同染料结合而着色。甲醇具有很强的脱水力，可固定细胞形态，提高对染料的吸附作用，增强染色效果。染液中可适当添加甘油，以防止甲醇挥发，并可使细胞染色清晰。

磷酸盐缓冲液（pH6.4~6.8）：保持染色环境在相对恒定的 pH 内，使细胞着色稳定。

操作：加瑞特染液液→加磷酸盐缓冲液→冲洗→干燥→染色效果。

①加瑞特染液液：制备好的血涂片充分干燥后，用蜡笔在血膜头尾两端画线，以防染色时染液外溢。然后将血涂片平放于染色架上，滴加瑞特染液 3~5 滴，以覆盖整个血膜为度，静置 0.5~1 min。

②加磷酸盐缓冲液：滴加约与瑞特染液等量或稍多量的磷酸盐缓冲液，轻轻摇动血涂片或用洗耳球对准血涂片吹气，使瑞特染液液和磷酸盐缓冲液充分混合并完全覆盖血膜，于室温下染色 5~10 min。

③冲洗：用流水从玻片的一侧缓缓冲去染液，直至冲洗干净。

④干燥：将血涂片直立于玻片槽中使血膜自然干燥或用滤纸将血涂片上的水分吸干。

⑤观察染色效果：正常情况下，经瑞特染色后血膜外观呈淡紫红色。显微镜下成熟红细胞染成粉红色；血小板染成紫红色；白细胞的细胞核染成紫红色，核染色质结构清楚，胞质中颗粒清楚，并显示出各种细胞特有的色彩。例如，中性粒细胞的颗粒染成紫红色，嗜碱性粒细胞颗粒染成深紫色，嗜酸性粒细胞颗粒染成橘红色，淋巴细胞胞质染成淡蓝色。

（2）吉姆萨染色原理：吉姆萨染料是由酸性染料伊红和碱性染料天青组成，其染色原理与瑞特染色相同。

器材：染色架、洗耳球、蜡笔、显微镜。

试剂：吉姆萨染液、磷酸盐缓冲液（pH6.4~6.8）、甲醇。

固定：将干燥后的血涂片用甲醇固定 3~5 min。

染色：将固定后的血涂片置于磷酸盐缓冲液稀释 10~20 倍的吉姆萨染液当中，浸染

10~30 min。

其余步骤：同瑞特染色法。

（3）瑞-吉复合染色原理：瑞-吉复合染液是瑞特染料和吉姆萨染料组成的复合染料溶于甲醇而成的。吉姆萨染料提高了噻嗪类染料亚甲蓝的质量，加强了天青的作用，对细胞核染色效果更好。

器材：染色架、洗耳球、蜡笔、显微镜。

试剂：瑞-吉复合染液、磷酸盐缓冲液（pH6.4~6.8）、甲醇。

操作：同瑞特染色法，染色时将瑞-吉复合染色法的瑞-吉复合染液和磷酸盐缓冲液替代瑞特染色法的瑞特染液和磷酸盐缓冲液。

二、血细胞分析仪检验

血细胞分析仪（blood cell analyzer，BCA）检验是利用自动血液分析仪（automated hematology analyzer，AHA）对血液标本进行全血细胞计数和相关参数的检测。美国Coulter利用其"粒子计数法"专利，研发了世界上第一台电阻抗法血细胞计数仪。伴随着激光、射频及化学染色技术的应用，血液分析从全血细胞计数及相关参数的计算，发展到能进行白细胞分类计数（三分群或五分类）、网织红细胞计数及其相关参数检测、幼稚细胞计数、淋巴细胞计数及细胞免疫表型检测等项目。仪器的自动化程度从"半自动"向"全自动"及"流水线"发展，即把标本识别器、标本运输通道、血细胞分析仪、网织红细胞分析仪及自动涂片染色系统联成一体，使血液分析功能完全自动化。由于血细胞分析仪具有"检测参数多、自动化程度高、精密度高、检测速度快、易操作和质控、注重环保"等功能与特点，成为现代临床实验室不可缺少的仪器之一。自动血细胞分析仪克服了传统显微镜血细胞计数及分类方法速度慢、误差大、影响因素多等缺点，高自动化及快速标本检测提高了临床工作效率，检测结果的高精密度及检测参数多样化为临床提供了更多有用的实验指标，对疾病的诊断与治疗有着重要的临床意义。

血细胞分析仪检验包括血细胞分析仪检测原理、临床应用，血细胞分析仪安装、使用、保养和维护、校准、性能评价和比对，血细胞分析仪检验结果的质量控制等。

（一）血细胞分析仪的检测原理

现代血细胞分析仪综合应用了电学和光（化）学两大原理，用以测定细胞数量和对细胞进行分类。电学原理包括电阻抗法和射频电导法，光（化）学检测原理包括激光散射法和分光光度法。

1. 电阻抗的检测原理

悬浮在电解质溶液中的血细胞具有相对非导电的性质，当体积不同的血细胞通过计数小孔时，可引起小孔内、外电流或电压的变化，形成与血细胞数量相当、体积大小相应的脉冲信号，从而对血细胞进行计数，并根据体积大小间接区分出细胞群。此原理即为电阻抗原理（principle of electrical impedance），又称为库尔特原理（Coulter principle）。电阻抗法是三分群血细胞分析仪的核心技术，可准确测出细胞的大小和数量；还与其他检测原理组合应用于五分类血细胞分析仪中。

（1）血细胞的计数原理。将等渗电解质溶液稀释的细胞悬液置入插有小孔管（也称传感器，transducer）的不导电容器中，小孔管内充满了电解质溶液，并有一个内电极，小孔管外侧的细胞悬液中有一个外电极。接通电源后，小孔管两侧的电极产生稳定的电流和电压。当混悬细胞稀释液从小孔管外侧通过小孔管壁上的宝石小孔（直径<100 μm，厚度约75 μm）向小孔管内部流动时，在电路中小孔感应区内电阻增高，于瞬间引起电压变化而出现一个脉冲信号。脉冲信号变化的程度取决于非导电性细胞体积的大小，细胞体积越大，产生的脉冲振幅越高。记录脉冲的数量就可测定细胞的数量。脉冲信号经过放大、阈值调节、甄别、整形、计数及自动控制保护系统，最终可打印出数据报告。利用电阻抗原理可以进行红细胞计数（RBC）、白细胞计数（WBC）、血小板计数（PLT）、红细胞平均体积（MCV）和血小板平均体积（MPV）等指标的测定，并能以测定的细胞体积（大小）为横坐标，细胞出现的相对频率（数量）为纵坐标，绘制出白细胞、红细胞和血小板三种直方图。

由于血小板和红细胞在体积上存在明显差异，很容易用一个限定阈值将两者同时测得的光电信号区分开。因此，血细胞分析仪对血小板、红细胞检查采用一个共用的分析系统，根据不同阈值，计算机分别给出红细胞数量和血小板数量。但由于血小板和红细胞测量信号常有交叉，如大血小板的脉冲信号可能被误认为红细胞而计数；小红细胞的脉冲信号可能进入血小板通道，被误认为血小板而计数，造成实验误差。为了使血小板计数更准确，现代血细胞分析仪多采用扫流技术、防反流装置、鞘流技术、浮动界标等多种先进技术以减少血小板计数的干扰。

（2）白细胞三分群原理。稀释后的血液经溶血素处理后，红细胞迅速溶解，白细胞膜通透性改变，使胞质经细胞膜渗出、脱水，细胞膜紧裹在细胞核或颗粒周围。脱水后的白细胞体积与其自然体积无关，而取决于脱水后白细胞内有形物质的多少。根据电阻抗原理，不同体积细胞通过小孔时产生的脉冲大小有明显差异。因此，根据细胞体积大小可以初步确定相应的细胞群：第一群（35~90 fl）是小细胞区，主要分布的是淋巴细胞；第二群（90~160 fl）是单个核细胞区，也称中间细胞区，主要包括单核细胞、嗜酸性粒细胞、嗜碱性粒细胞以及原始细胞、幼稚细胞等；第三群（>160 fl）是大细胞区，主要是中性粒细胞。

根据各亚群占总体的比例，可计算出白细胞各亚群的百分率。将白细胞各亚群的百分率与同一标本的白细胞总数相乘，即得到各亚群细胞的绝对值。

电阻抗法血细胞分析仪只是根据细胞体积的大小将白细胞分成几个群体，在一个群体中可能以某种细胞为主（如小细胞区主要是淋巴细胞），但由于细胞体积间的交叉，可能还存在其他细胞。因此，现在一般使用"三分群"描述电阻抗法血细胞分析仪的白细胞分类。

2. 光（化）学的检测原理

（1）激光散射法。将稀释、染色（化学染色或核酸荧光染色）、球形化的细胞悬液注入鞘流液中央，单个细胞沿着悬液和鞘液两股液流整齐排列，以恒定流速定向通过石英毛细管，即流体动力学聚焦（hydrodynamic focusing）技术。当细胞通过激光束被照射时，由于细胞体积大小、细胞成分、细胞核密度、染色程度等的不同，可阻挡或改变激光束的方向，产生与细胞特征相应的各种角度的散射光，如低角度散射光（前向散射光），反映细胞的数量和表面体积；高角度散射光（侧向散射光），反映细胞内部颗粒、细胞核等复杂性；激光照射采用荧光染料染色后的细胞时，可产生不同波长的散射荧光而被特定检测器接收。放置在石英毛细管周围不同角度的信号检测器（光电倍增管）用于接收特征各异的散射光，从而分辨出各类细胞。

用于血液分析仪检测的染料分为荧光染料和非荧光染料。荧光染料有碱性槐黄（auramine）、噻唑橙（thiazole orange，TO）、噁嗪（oxazine）、聚亚甲基蓝（polymethylene blue）和碘化丙啶等，主要用于核酸染色，被激光照射后产生荧光和散射光，如采用荧光染料和激光散射法原理进行的网织红细胞（RET）计数，可得到 RET 绝对值（RET#）、RET 百分率（RET%）等参数，还可根据其荧光强度不同将 RET 分为低荧光强度网织红细胞（LFR）、中荧光强度网织红细胞（MFR）和高荧光强度网织红细胞（HFR）。RET 中残存的 RNA 越多，其荧光强度越强，完全成熟红细胞没有荧光。非荧光染料有亚甲蓝（用于核酸染色）、氯唑黑 E（用于单核细胞、嗜酸性粒细胞、中性粒细胞颗粒和白细胞的膜结构染色）和过氧化物酶试剂等。经过染色的细胞随鞘液流经激光检测区时，被染色部分可发生光吸收现象，使光检测器接收到的散射光强度发生改变，从而区分细胞的种类。

将各种光（化）学信息进行综合分析，可准确区分正常类型的细胞。在区别体积相同而类型不同的细胞时，激光散射法比电阻抗法更准确。

（2）分光光度法。主要用于测定血红蛋白。在血液分析仪的血红蛋白检测通道中，稀释液含有溶血剂，能使红细胞溶解并释放出血红蛋白，血红蛋白与溶血剂中的某些成分结合形成一种稳定的血红蛋白衍生物，在特定波长范围（530~550 nm）进行比色，根据吸光度可计算血红蛋白浓度。

3. 联合检测原理

（1）体积、电导和光散射法。首先在标本内加入溶血剂溶解红细胞，然后加入抗溶血稳定剂，使白细胞表面、细胞质及细胞大小等仍保持与在体内时相同的状态。在白细胞单个通过检测器时，利用电阻抗原理，用低频电流对细胞体积（volume，V）进行准确测量；根据细胞壁能产生高频电流的性能，采用高频电磁探针测量细胞内部结构的电导性（conductivity，C），即检测细胞核质比例、细胞内的化学成分，以此辨别体积相同而性质不同的细胞群；采用来自激光源的单色光直接扫描计数区内的细胞，细胞产生不同角度（10°~70°）散射光，提供细胞形态及胞核结构（核分叶情况、核的形态）等光散射（scatter，S）信息，并对细胞颗粒的构型和质量（粗颗粒的光散射要比细颗粒更强）进行鉴别，以此区别粒细胞的类型。不同类别的细胞在体积、内部结构等方面呈现出明显的不同，将这些特征性信息定义到以 VCS 为三维坐标所形成的三维立体散点图中，按散点定位分析细胞的类型、按散点密度计算各类型细胞的百分率，即可得到白细胞五分类结果。对照白细胞五分类正常结果的散点图，当标本中存在幼稚细胞、原始细胞等异常细胞时，VCS 技术从正常细胞的数量、形态和密度可衍生出一整套报警信息，提示需要进行显微镜复查。

目前，该技术也可用于网织红细胞计数和有核红细胞计数。如网织红细胞计数时，采用"透明剂"使红细胞内血红蛋白溢出形成"影细胞"，再用新亚甲蓝对网织红细胞 RNA 进行染色，采用 VCS 技术测定和分析网织红细胞。

（2）光散射与细胞化学法。主要利用激光散射和过氧化物酶染色技术进行白细胞分类计数。

过氧化物酶（peroxidase，POX）染色通道：白细胞中 POX 活性以嗜酸性粒细胞最强，其次为中性粒细胞，单核细胞再次之，淋巴细胞和嗜碱性粒细胞无此酶。在白细胞通道加入溶血剂和 POX 染色剂，通过一系列的反应，使显色剂定位于酶反应部位，细胞通过测试区时，由于酶反应强度不同（阴性、弱阳性、阳性、强阳性）和细胞体积大小差异，激光束射到细胞上的前向角和散射角不同，形成以 POX 反应强度（吸光率标记）为 X 轴、以细胞体积（光散射）为 Y 轴的散点图，进行白细胞计数与分类。

嗜碱性粒细胞/核分叶性通道：此通道用于嗜碱性粒细胞计数和中性粒细胞核分叶程度的分析。除嗜碱性粒细胞外，苯二酸（phthalic acid）能够完全破坏红细胞和血小板，并使其他白细胞膜溶解，胞质溢出，仅剩裸核。完整的嗜碱性粒细胞呈高角度散射，位于散点图上部，裸核则位于下部。不同裸核结构不同，如淋巴细胞、幼稚细胞为圆形，中性分叶核可分成 2 叶、3 叶、4 叶、5 叶及以上，单个核位于散点图的左方，分叶越多越靠右方。根据多分叶核（polymorphonuclear，PMN）和单个核（mononuclear，MN）的比例，计算出核左移指数（left index，LI）。LI 越高，说明核左移程度越明显。目前该技术也可用于有核红细胞的计数。

未染色大细胞计数（large unstained cell count，LUC）检测：在 POX 通道，可检测到无 POX 活性、体积大于正常淋巴细胞体积平均值 2 个标准差的细胞，如异型淋巴细胞、浆细胞、毛细胞、幼稚淋巴细胞和原始细胞。

（3）多角度偏振光散射法。多角度偏振光散射（multi angle polarized scatter separation，MAPSS）法是将一定体积的全血标本用鞘液按适当比例稀释后，白细胞内部结构近似于自然状态，只有嗜碱性粒细胞颗粒具有吸湿性而使结构有轻微改变。红细胞内部的渗透压高于鞘液的渗透压，血红蛋白从细胞内溢出，水分子则进入红细胞，但红细胞膜结构仍保持完整。此时，红细胞折光指数与鞘液相当，不干扰白细胞检测。利用（氦氖）激光流式细胞术，当单个细胞通过激光束时，从四个角度测定散射光的密度：①0°，前角光散射（1°~3°），测定细胞大小、检测细胞数量。②10°，狭角光散射（7°~11°），测定细胞内部结构及核染色质的复杂性。③90°，垂直光散射（70°~110°），测定细胞内部颗粒及细胞核分叶状况。④90°，去偏振光散射（70°~110°）。"去偏振"是指垂直方向的激光光波运动随光散射结果而改变。嗜酸性粒细胞颗粒丰富，可消除偏振光，借此与中性粒细胞相鉴别。

MAPSS 法还可鉴别有核红细胞、无活性白细胞和脆性白细胞，计算活性白细胞比率和有核红细胞计数，以及鉴别白细胞亚群和异常细胞类型等。

（4）电阻抗、射频、流式细胞术与核酸荧光染色法。采用半导体激光流式细胞技术结合核酸荧光染色技术进行白细胞计数和分类。射频（radio frequency，RF）指射频电流，是每秒变化大于 10 000 次的高频交流电磁波，反映细胞密度。流式细胞术（flow cytometry，FCM）采用半导体激光照射在通过鞘流技术处理的细胞上，每个细胞产生三种信号，前向散射光（FSC）信号可反映细胞体积大小，侧向散射光（SSC）信号可反映细胞的颗粒和细胞核等内含物的信息，侧向荧光（SFL）强度信号则用于分析细胞内脱氧核糖核酸（DNA）和核糖核酸（RNA）的含量。利用电阻抗、射频、流式细胞术和细胞化学染色检测的通道有：

白细胞分类通道（DIFF 通道）：溶血剂中的表面活性剂能够完全溶解或破坏红细胞和血小板，并在白细胞膜上打出小孔，聚亚甲基蓝染料通过小孔进入白细胞中，使 DNA、RNA 和细胞器着色，产生的荧光强度与细胞核酸含量成一定比例。由于酸性溶血剂能与嗜酸性颗粒特异性结合，激光照射时，根据侧向散射光信号强度，可以把嗜酸性粒细胞从中性粒细胞内精确区分出来。根据产生的荧光和侧向散射光强度获得中性粒细胞、嗜酸性粒细胞、单核细胞、淋巴细胞的数量，并得到 4DIFF 白细胞散点图。

白细胞/嗜碱性粒细胞（WBC/BASO）通道：在碱性溶血剂作用下，红细胞形成影红细胞，白细胞中除嗜碱性粒细胞外均被溶解或萎缩，激光照射时，测定前向散射光信号和侧向散射光信号可使嗜碱性粒细胞从其他细胞中分离出来。经流式细胞术计数，可得到白细胞/嗜碱性粒细胞百分率和绝对值及 WBC/BASO 散点图。

未成熟髓细胞信息（immature myeloid information，IMI）通道：由于幼稚细胞膜脂质含量高于成熟细胞，在细胞悬液中加入硫化氨基酸后，幼稚细胞膜表面结合硫化氨基酸的量多于成熟细胞，能够阻止溶血剂对幼稚细胞的溶解。加入溶血剂后，成熟细胞被溶解，只留下幼稚细胞（包括造血祖细胞、原始细胞、未成熟粒细胞、有核红细胞）和异型或异常淋巴细胞。利用电阻抗法进行细胞计数和测量细胞体积大小，射频技术测量细胞核的大小和颗粒多少，报告百分率和绝对值，并提示核左移。

（5）双鞘流技术和细胞化学染色法。双鞘流技术就是在流式通道中有两个鞘流装置，细胞经第一束鞘流后通过计数小孔，利用电阻抗法测定细胞的真实体积，然后经第二束鞘流后到达光窗，测定细胞的吸光率，分析细胞内部结构。

嗜碱性粒细胞通道：全血样品加入专用溶血剂，在 35 ℃ 条件下进行孵育，溶解红细胞，由于嗜碱性粒细胞具有抗酸性，能够保持形态完整，而其他白细胞胞质溢出，成为裸核，用电阻抗法进行检测分析。

其他白细胞分类通道：将全血样品与染色剂氯唑黑染料充分混匀，在 35 ℃ 条件下进行孵育，溶解红细胞，并对单核细胞初级颗粒、嗜酸性粒细胞和中性粒细胞的特异颗粒和细胞的膜（细胞膜、核膜、颗粒膜）进行染色，同时固定细胞的形态，使其保持自然状态。在双流体（双鞘流）动力连续系统（double hydrodynamic sequential system，DHSS）中，应用流式细胞光吸收、电阻抗原理，对细胞脂质和蛋白组分染色检测，得到中性粒细胞、单核细胞、嗜酸性粒细胞、淋巴细胞、异型淋巴细胞和巨大未成熟细胞（large immature cell，LIC）散点图。双矩阵 LIC 散点图可将幼稚细胞分为未成熟粒细胞（IMG）、未成熟单核细胞（IMM）、未成熟淋巴细胞（IML）三个亚群。

（二） 血细胞分析仪的临床应用

不同类型的血细胞分析仪检测原理各不相同，目前临床上多使用综合应用电学、光学、细胞化学技术的五分类血细胞分析仪进行血细胞分析。

1. 血细胞分析仪的各项检测参数及临床应用

（1）红细胞分布宽度（RDW）是反映外周血红细胞体积大小异质性的参数，用红细胞体积的变异系数（RDW-CV%）或标准差（RDW-S）来表示，通常报告 RDW-CV%，其参考区间为 11.5%~14.5%。RDW 能直接反映红细胞大小不等的程度，有助于贫血的诊断与鉴别诊断。

用于缺铁性贫血（IDA）和轻型 β-珠蛋白生成障碍性贫血的鉴别：由于血红蛋白（Hb）合成障碍，IDA 和轻型 β-珠蛋白生成障碍性贫血均可表现为小细胞低色素贫血，但缺铁性贫血红细胞形态明显大小不等，RDW 增高；轻型 β-珠蛋白生成障碍性贫血大小较均一，RDW 基本正常。

IDA 早期诊断和疗效观察：鉴于 95% 以上 IDA 的 RDW 均增高，因此如果患者血液检查表现为小细胞低色素性贫血而 RDW 正常，则其患 IDA 的可能性不大。IDA 在缺铁潜伏期时 RDW 即有增高，治疗后，若贫血纠正，但 RDW 仍未降至正常水平，可能反映体内铁未完全补足。

用于贫血的形态学分类：目前多采用 MCV、红细胞平均血红蛋白量（MCH）、红细胞平均血红蛋白浓度（MCHC）对贫血进行分类，但 MCV 只能反映红细胞的平均大小，并不能反映红细胞体积大小的异质性，而 RDW 则可给予补充，从而全面反映红细胞的病理变化。

（2）网织红细胞（reticulocyte，RET）参数。高荧光强度网织红细胞（HFR）、中荧光强度网织红细胞（MFR）、低荧光强度网织红细胞（LFR）、未成熟网织红细胞比率（IRF）：在骨髓受到抑制时，HFR 和 MFR 降低早于 WBC 和 PLT；在骨髓恢复时，多数患者的 HFR 和 MFR 迅速增高。IRF 的变化可作为评价肿瘤放化疗、外周血干细胞移植过程中骨髓造血功能受到抑制和开始恢复最早且较灵敏的指标。

网织红细胞血红蛋白量（RET-He）：在整个生命周期中 RET-He 含量较为稳定，可真实反映机体铁含量状态，在缺铁性贫血的治疗过程中有重要意义。RET-He 为 30.5 pg 时是患者补充铁剂的最佳临界值。

网织红细胞平均血红蛋白量（CHr）：可用于评价骨髓红系的造血功能状态，在缺铁性贫血治疗中，CHr 最早出现升高。如以 26 pg 为临界值，可及时发现儿童、妊娠妇女、肾透析患者的缺铁状态。

红细胞血红蛋白分布宽度（HDW）：是反映外周血红细胞内血红蛋白含量异质性的参数，用单个红细胞 HBG 含量的标准差表示，参考区间为 24~34 g/L。HDW 在遗传性球形红细胞增多症时明显增高，可代替红细胞脆性试验来诊断该病。

球形红细胞平均体积（MSCV）：正常人 MSCV 比 MCV 大，但有些患者则相反。如当 MSCV<MCV 时，诊断遗传性球形红细胞增多症的灵敏度为 100%，特异度为 93.3%。

2. 白细胞的检测参数及临床应用

未成熟粒细胞（IG）主要包括早幼粒细胞、中幼粒细胞、晚幼粒细胞，但不包括原始粒细胞。IG 增高可见于感染、肿瘤、类白血病反应、骨髓增生性疾病和慢性粒细胞白血病等。

大型未染色细胞（LUC）是在过氧化物酶染色中未被染色、体积大于淋巴细胞的细胞，包括异型淋巴细胞、浆细胞、毛细胞、幼稚淋巴细胞和原始细胞。LUC 增多主要见于病毒感染、免疫性疾病、白血病等。

3. 血小板的检测参数及临床应用

（1）平均血小板体积（MPV）是血小板直方图曲线所含的群体算术平均体积，正常人的 MPV 值与血小板数量呈非线性负相关。参考区间为 6.8~13.6 fl。MPV 的变化有助于鉴别血小板减少的原因，一般情况下，周围血小板破坏增多导致血小板减少者 MPV 增高，由骨髓病变引起的血小板减少者 MPV 减低，在感染患者中，局部炎症时 MPV 正常或增大，败血症时则有一半 MPV 减低，如果 MPV 随血小板数量持续下降，则为骨髓衰竭的征兆，MPV 越小，提示骨髓抑制越严重。当造血功能恢复时，血小板平均体积首先升高，然后血小板计数随着升高。MPV 增高见于特发性血小板减少性紫癜、巨大血小板综合征、慢性粒细胞白血病、血栓性疾病。MPV 减低：见于再生障碍性贫血、脾功能亢进、急性白血病化疗。

（2）血小板分布宽度（PDW）是反映血小板体积大小的异质性的参数，参考区间为 15.5%~18.1%。PDW 值越大说明血小板大小越不均匀，主要用于血小板异常疾病的辅助诊断与鉴别诊断。PDW 增高见于急性白血病化疗后、巨幼细胞性贫血、慢性粒细胞白血病、脾切除、巨大血小板综合征、血栓性疾病等。在原发性血小板增多症时 PDW 增高，在反应性血小板增多症时 PDW 则减低。再生障碍性贫血时 MPV 减低，PDW 增高。

（3）大血小板比率（P-LCR）参考区间为 13.0%~43.0%。P-LCR 与 MPV 和 PDW 具有相关性，初生的血小板体积较大，黏附能力强，易于聚集和发生释放反应，有很强的止血和凝血功能。P-LCR 增高见于免疫性血小板减少、慢性出血、血小板增多症、感染等。

（4）血小板比容（PCT）增高见于反应性及原发性血小板增多症、慢性粒细胞白血病早期等。PCT 减低见于再生障碍性贫血、化疗后及血小板减少症。

（三） 血细胞分析仪的细胞分布图及临床应用

血细胞分析仪在提供血细胞不同检测参数的同时，还可根据细胞体积的大小和出现的相对频率显示相应细胞体积分布图形，即直方图和散点图。通过观察细胞体积分布图形的变化，能够直观地比较各类细胞比例（如白细胞分类、网织红细胞分群）与检测数据是否相符，或者是否有异常血细胞（如白血病细胞）出现等，同时可以评估仪器的工作状态，有利于工作人员做好质量控制和仪器性能维护。在分析细胞体积分布图时，应注意不同型号血细胞分析仪设置的参数及使用的稀释液不同，细胞体积分布图的形状存在一定的差异。

1. 红细胞直方图的临床应用

（1）正常红细胞直方图：仪器在 36~360 fl 分析红细胞，横坐标表示红细胞体积，纵坐标表示不同体积红细胞出现的频率。正常红细胞主要分布在 50~200 fl，是一个近似正态分布的单峰曲线。可见两个细胞群体，在 50~125 fl 区域有一个几乎两侧对称、较狭窄的正态分布曲线，峰顶与横坐标相交处即为 MCV 值。右侧分布在 125~200 fl 的细胞，为大红细胞和网织红细胞。如果在低于 36 fl 区域也显示出一个小而低的峰，说明标本中可能存在红细胞碎片、大血小板或有聚集血小板。

（2）异常红细胞直方图：红细胞体积的变化可引起红细胞直方图的改变。图形峰的位置、峰顶的形状、峰底的宽度、有无双峰、曲线起始的高低、尾部抬高与延伸等，这些变化与红细胞的其他参数综合分析，有助于对贫血的鉴别诊断和疗效观察。如对缺铁性贫血、巨幼细胞性贫血和铁粒幼细胞性贫血的鉴别诊断和疗效观察。

2. **白细胞直方图的临床应用**

不同型号血细胞分析仪检测原理和所用试剂不同，绘出的白细胞直方图差别较大。从白细胞直方图图形的变化可估计血液中白细胞群体的变化，但并无特异性，任一类白细胞的增多或减少均可使直方图产生相似的变化。

（1）正常白细胞直方图：电阻抗法血液分析仪在 35~450 fl 将白细胞分为三群。白细胞直方图，左侧高陡，通道在 35~95 fl 为小细胞区，主要是淋巴细胞；最右侧峰低宽，通道在 160~450 fl 为大细胞区，主要是中性粒细胞。左右两峰之间较平坦区有一个小峰，为单个核细胞区，也称中间细胞区，主要包括单核细胞、嗜酸性粒细胞、嗜碱性粒细胞以及原始细胞、幼稚细胞等，为中间细胞群（主要是单个核细胞，以单核细胞为主，也含有嗜酸性粒细胞、嗜碱性粒细胞等）。

（2）异常白细胞直方图：当白细胞分类出现较大异常或出现一定量异常细胞时，白细胞直方图峰的高低、数量和低谷区的特征将会出现一些变化，并伴随相应部位的报警信号，如"H（high，高）"或"L（low，低）"或"R2、R3、R4"等，分别提示检测结果高于或低于参考区间，同时出现相应的图形改变，形成异常直方图。此时，要参考各自仪器的说明书并了解提示内容，进一步进行"血涂片镜检"观察白细胞形态。

（3）分析白细胞直方图应注意的问题。

溶血剂处理后的白细胞：溶血剂处理后的"膜包核"白细胞体积与其自然体积并不完全一致。经溶血剂处理后含较多颗粒的粒细胞较颗粒细、少的单核细胞及淋巴细胞体积大，白血病细胞、异常淋巴细胞、嗜酸性粒细胞、嗜碱性粒细胞、浆细胞等可出现在单个核细胞区，少数也可出现于淋巴细胞或粒细胞区。电阻抗法只是根据"膜包核"颗粒体积的大小，将白细胞分成数个群，故白细胞直方图并不能代表其自然状况，但可用于判断白细胞各亚群的分布情况，作为血涂片显微镜检查前的"粗筛"。对病理标本必须经显微镜检查确认。

复查：白细胞计数时先加入溶血剂，使红细胞破坏，保留"膜包核"状的白细胞进行计数。但下列因素：①某些贫血的病理红细胞及新生儿红细胞对溶血剂有较强的抵抗力，不溶解或不完全溶解；②有核红细胞；③血小板聚集成团等，这些均可误计数为白细胞，此时白细胞直方图也可发生相应的改变。因此，当实验结果出现这些图形时，提示白细胞计数和分群结果均不准确，需要复查。

使用配套试剂：由于不同血细胞分析仪所采用的稀释液及溶血剂成分不完全相同，对白细胞膜的作用程度不同，同一份血液标本在不同仪器下的直方图形状有所不同，各型号仪器确定白细胞分群的区分界限设置点也有所不同。因此，必须使用配套试剂。在分析各种病理变化图形之前，必须先掌握所使用血细胞分析仪的正常白细胞直方图。

3. 血小板直方图的临床应用

（1）正常血小板直方图：血细胞分析仪通常在 2~30 fl 分析血小板，正常血小板主要集中于 2~15 fl，直方图是一条呈对数正态分布的光滑曲线。

（2）异常血小板直方图：血小板与红细胞在同一个通道内测量，两者在体积上有明显的差异，仪器设定了特定的阈值，将高于阈值者定于红细胞，反之为血小板。但红细胞群体中的小红细胞或细胞碎片可落在血小板的阈值内，大血小板或聚集血小板可被误认为是红细胞，这些均可从血小板直方图上反映出来。另外，乳糜微粒、冷球蛋白颗粒和红细胞冷凝集等也可干扰血小板计数结果，但血小板直方图无明显的变化。

4. 散点图的临床应用

不同型号血细胞分析仪对于血细胞分析的原理不尽相同，即使是正常红细胞、白细胞或血小板的散点图也有明显区别。通常，平面散点图只显示二维图像，而三维轴图像则显示立体图像。在二维坐标系中，横坐标和纵坐标分别表示一种检测原理或检测角度的细胞信息，位于坐标象限中的任何一个散点反映的就是 x 轴和 y 轴的综合信息。

观察和分析散点图需要注意：不同的检测原理，坐标上的散点所在象限平面图上的位置，如上下（高低）、左右、前后（可重叠）或散点群的疏密，均与相应类别的细胞形态、体积、内部结构、细胞核、细胞质及细胞质中颗粒数量等特性密切相关。异常散点图形成的原因包括病理性和非病理性干扰物质的影响，因此需要显微镜复查，并结合临床资料，才能对散点图做出合理的解释。

（1）白细胞散点图。血细胞分析仪综合应用多项技术（激光、射频及化学染色等）联合检测白细胞，由于不同白细胞大小及内部结构（如细胞核的大小、细胞质颗粒的多少及酶的数量）不同，综合分析后的检验数据也不同，从而得出不同的白细胞散点状分布图及较为准确的五分类结果。

白细胞散点图的意义与直方图基本相同。尽管散点图的图形变化比直方图更能反映某类细胞的变化，但特异性不强。因此异常散点图与异常直方图相比，只是较为明确地提示检查者判断某类细胞的比例有无变化或有无异常细胞，并结合相关的报警信息，进而确定是否需要显微镜复查。

（2）红细胞散点图是红细胞体积与血红蛋白浓度的二维散点图，反映光散射与细胞体积和血红蛋白浓度之间的相互关系，能准确发现小红细胞等异常情况。该图能区分体积在

30~180 fl、红细胞血红蛋白浓度在 190~490 g/L 的红细胞。正常人群血液标本大部分红细胞出现在散点图的中央。红细胞散点图是非线性的，因此直观的判断可能比较困难，但它提供了红细胞原始的测定数据和红细胞计数的结果。

（四） 血细胞分析仪常见的报警与干扰因素

（1）报警。当标本检测结果超出实验室预先设定的检测项目参考区间或复检标准，临床病理标本、标本存在异常干扰和患者人群变异时，仪器对可疑结果用图形、符号或文字三种形式给出解释性的、易于理解的报警信息。例如，用红色表示阳性，绿色表示阴性。出现"阳性"或"错误"提示，是标本异常所致，必须根据实验室的规则，进一步仔细检查，特别须注意出现 WBC、DC、RBC、PLT、NR-BC、RET 及其相关参数的数量和形态异常的报警。出现报警信息，意味着该检测结果可靠性明显降低。在没有复查确认或有效解释之前，不能直接向临床签发报告。

不同型号仪器报警的形式和内容有所不同，因此要根据各仪器的操作手册，仔细理解其定义。每个型号仪器的报警内容均由生产厂商和用户共同定义，涉及检测对象的年龄、性别、参考区间、危急值、细胞形态或可疑的各种异常信息。血细胞分析仪解释性程序（interpretive program，IP）是仪器依据检测数据、直方图或散点图等进行全面分析做出判断的报警信息，用于对所检测的异常结果进行提示和信息补充，提醒检验人员浏览屏幕上的报警信息。

（2）常见的干扰因素。血细胞分析结果不准确，除了标本分析前患者的准备、标本采集、仪器性能，操作人员等因素外，还有一个重要的原因是患某些疾病时，血液标本自身存在着干扰血细胞分析仪检测结果准确性的因素。发现这些干扰因素并采取相应的纠正措施是保证检测结果准确最重要的方面之一。

第三节 体液、排泄物检验

一、体液检验

（一） 脑脊液的检验

脑脊液（cerebrospinal fluid，CSF）是一种细胞外液，主要由脑室脉络丛主动分泌和对血浆选择性过滤形成，存在于各脑室、蛛网膜下隙和脊髓中央管中，通过蛛网膜吸收返回血液循环。正常成人脑脊液的产生和重吸收保持动态平衡，总量维持在 120~180 mL，约占体液总量的 15%。

正常脑脊液中含有一定的细胞和化学成分，对维持中枢神经系统内环境的稳定具有重要作用，其主要的生理功能有：

（1）保护脑和脊髓免受外力震荡损伤。

（2）调节颅内压力变化。

（3）供给脑、脊髓营养物质，运走代谢产物。

（4）调节神经系统碱储量、维持正常 pH。

（5）转运生物胺类物质，参与神经内分泌调节。

病理情况下，中枢神经系统任何部位发生感染、肿瘤、外伤、水肿和阻塞等病变时，均可引起脑脊液的性状和化学成分发生改变。检测脑脊液中各项指标的变化，对中枢神经系统疾病的诊断和鉴别诊断、治疗效果观察和预后判断均具有重要价值。

1. 脑脊液的标本采集与处理

（1）标本采集与运送。脑脊液标本由临床医师通过腰椎穿刺的方式采集，必要时可从小脑延髓池或侧脑室穿刺采集，穿刺时应尽量避免混入血液。穿刺后将脑脊液标本分别收集于 3 个无菌容器中，每管 1~3 mL。第 1 管用于细菌学检查，必须留于无菌小试管中；第 2 管用于化学和免疫学检查；第 3 管用于一般性状和显微镜检查。标本采集后应立即送检，运送时必须有专人或专用物流系统，为防止溢出，应采用封闭容器。如溢出，应立即用 0.2% 过氧乙酸或含 2000 mg/L 有效氯的消毒液或 75% 乙醇消毒被污染环境。

脑脊髓液穿刺的适应证有：①脑膜刺激征；②原因不明的剧烈头痛、昏迷、抽搐、瘫痪等；③疑有颅内出血、中枢神经梅毒、中枢神经系统白血病等；④中枢神经系统疾病需要系统观察、椎管内给药等。

脑脊髓液穿刺的禁忌证有：①颅内高压，特别是有视盘水肿时；②腰椎结核或穿刺部位有感染时；③全身情况不允许等。

（2）标本接收与拒收。实验室工作人员应对送达实验室的标本进行核对和查验，对标本容器标识清晰、无明显外溢情况、标本量>1 mL、细菌培养标本置于无菌管且未冷藏、细胞计数管无凝集等符合要求的脑脊液标本予以接收。标本接收后应尽快检验，一般不超过 1 小时。如不能及时检验，需将标本保存于 2~8 ℃环境中，并保证在 4 小时内完成检验。标本久置可造成细胞变形或破坏、葡萄糖等物质分解、细菌溶解，从而影响检验结果的准确性。

如标本存在信息不全、唯一性标识不清、标本外溢明显、量不足或其他影响检验结果准确性的因素时应予以拒收，记录并及时将标本不合格的情况反馈给送检科室。

（3）检验后标本处理。脑脊液标本的采集、运送、接收、检验及检验后处理等过程均要执行实验室生物安全原则。检验后的标本及容器、检测过程中接触标本的材料皆应按国家《病原微生物实验室生物安全管理条例》《医疗废物管理条例》《医疗废物集中处置技术规范（试行）》和《临床实验室废物处理原则》（WS/T 249-2005）的相关规定执行。

2. 脑脊液的一般性状检查

脑脊液一般性状检查包括颜色、透明度、凝块或薄膜。在自然光下肉眼观察脑脊液的颜色，分别以无色、红色、暗红色、黄色、乳白色（米汤样）、绿色、褐色、灰色或黑色等报告。在黑色背景下肉眼观察脑脊液的透明度，分别以清晰透明、微浑、浑浊等报告。轻轻倾斜试管，肉眼仔细观察脑脊液有无凝块或薄膜，分别以无凝块、有凝块、有薄膜、胶冻状等描述并报告。

（1）颜色。参考区间无色。病理情况下脑脊液可出现不同颜色改变。

红色：脑脊液中混有血液时，红细胞量的多少和出血时间的不同，可使标本呈红色、红褐色、淡红色等。如标本为血性，需区别穿刺性损伤（新鲜出血）或脑及蛛网膜下腔出血（陈旧性出血）。

黄色：脑脊液呈淡黄色称为脑脊液黄变，常见于脑及蛛网膜下隙的陈旧性出血，以及脑脊髓肿瘤等，也可见于黄疸患者。蛛网膜下隙梗阻致脑脊液滞留时，或疾病引起脑脊液内蛋白质含量>1.5 g/L 时也可呈黄色，颜色的深浅与蛋白质含量成正比；当血清胆红素>171 μmol/L 或脑脊液中胆红素>8.6 μmol/L 时，脑脊液可呈黄色；标本采集后未及时检测，由于红细胞被破坏，血红蛋白降解常呈淡黄色；进食大量的黄色素、类胡萝卜素时脑脊液也可呈黄色。

乳白色：呈米汤样，由白（脓）细胞增多引起，常见于各种化脓性细菌感染导致的脑膜炎。

绿色：见于铜绿假单胞菌、甲型溶血性链球菌或肺炎链球菌引起的脑膜炎等。

褐或黑色：见于侵犯脑膜中枢神经系统的黑色素瘤。

（2）透明度。参考区间清晰透明。脑脊液透明度主要与其含有的细胞、细菌、真菌数量或蛋白质含量有关。脑脊液中白细胞超过 $200×10^6/L$ 或红细胞超过 $400×10^6/L$ 时可致轻微浑浊。病理情况下，如化脓性脑膜炎脑脊液可呈脓性灰白色浑浊或米汤样浑浊；结核性脑膜炎脑脊液可呈毛玻璃样微浑；病毒性脑炎、神经梅毒等疾病的脑脊液可呈透明外观。健康人脑脊液可因穿刺损伤带入红细胞而呈轻度浑浊。

（3）凝固性。参考区间无凝块、无沉淀，放置 12~24 小时后不形成薄膜。

当脑脊液内蛋白质（特别是纤维蛋白原）含量显著超过 10 g/L 时，可出现薄膜、凝块或沉淀物。化脓性脑膜炎脑脊液一般室温放置 1~2 小时内即可出现薄膜、凝块或沉淀；结核性脑膜炎脑脊液室温放置 12~24 小时后表面可形成薄膜或纤细凝块；神经梅毒及脊髓灰质炎脑脊液中可出现絮状小凝块；蛛网膜下隙梗阻，脑脊液呈黄色胶冻状凝固，这是脑脊液中蛋白质含量明显增高所致。脑脊液同时出现胶样凝固、黄变和蛋白质-细胞分离现象（蛋白质明显增高，细胞数正常或轻度增高），称为 Froin-Nonne 综合征，此为蛛网膜下隙梗阻脑脊液的特征。

（二） 浆膜腔积液检验

人体的胸膜腔、腹膜腔和心包腔统称为浆膜腔。正常情况下，腔内含有少量液体，如胸腔液<20 mL，腹腔液<50 mL，心包腔液为 10~30 mL，起润滑作用。病理情况下，浆膜腔内有大量液体潴留而形成浆膜腔积液。根据积液产生部位不同分为胸腔积液（胸水）、腹腔积液（腹水）、心包腔积液。根据积液产生的原因及积液性质不同分为漏出液和渗出液。漏出液多为双侧性非炎症性积液，渗出液多为单侧性炎性积液。

1. 浆膜腔积液的标本采集与处理

（1）标本采集。浆膜腔积液标本采集由临床医师行浆膜腔穿刺术采取。采集的标本分 4 管留取，每管 1~2 mL。第 1 管供细菌学检查（结核分枝杆菌检查留 10 mL），必须置于无菌试管中；第 2 管供化学及免疫学检查（化学检查宜用肝素抗凝）；第 3 管供细胞学检查（宜用 EDTA-K$_2$抗凝）；第 4 管不加任何抗凝剂以观察有无凝固现象。

（2）标本处理。标本运送标本采集后应立即在 30 min 内送检，以防止细胞变形、出现凝块或细菌溶解破坏，否则应将标本置于 4 ℃冰箱内保存。标本检验检验科接收到标本后要及时检查，浆膜腔积液常规、生化检查的标本必须在采集后 2 小时内完成，否则要保存于 4 ℃的冰箱内。常规检查保存时间不超过标本采集后 4 小时。

生物安全浆膜腔积液内可能含有各种病原生物，应按潜在生物危害物质处理。标本的采集、运送、检查及处理等过程要符合实验室生物安全原则，注意个人生物安全防护。

2. 浆膜腔积液的一般性状检查

浆膜腔积液一般性状检查包括量、颜色、透明度、凝固性及比重等内容。

（1）量。用量筒测定积液的总量。正常胸腔、腹腔、心包腔内均有少量液体。病理情况下，浆膜腔积液增多，增加的程度与病变的部位及病情的严重程度有关，可由数百达上千毫升。

（2）颜色。肉眼观察积液的颜色，以灰白色、乳白色、淡黄色、黄色、棕色、鲜红色或暗红色等报告。参考区间淡黄色。漏出液颜色较浅，渗出液因病因不同而颜色各异。

（3）透明度。在黑色背景下肉眼观察积液的透明度，分别以清晰透明、微浑、浑浊等报告。参考区间清晰透明。渗出液因含有大量细菌、细胞而呈不同程度的浑浊，乳糜液因含有大量脂肪呈浑浊外观；漏出液因其所含细胞、蛋白质少，且无细菌而呈清晰透明外观。

（4）凝固性。倾斜试管，肉眼观察有无凝块形成，分别以无凝块、有凝块报告。参考区间无凝块。漏出液一般不易凝固或出现凝块；渗出液由于含有较多的纤维蛋白原和细菌，细胞破坏后释放凝血活酶，可自行凝固。

（5）比重。使用折射仪法或比重计法进行比重测定，以 1.0XX 方式报告。参考区间漏出液<1.015；渗出液>1.018。浆膜腔积液比重高低与其所含的溶质有关。漏出液因含细胞、蛋白质少而比重<1.015。渗出液因含细胞、蛋白质多而比重常>1.018。

（三） 关节腔积液检验

正常关节腔内有少量滑膜液，为来自血管、毛细淋巴管的过滤液及滑膜细胞的分泌物，起润滑的作用。当关节有炎症、损伤等病变时，关节腔内的液体量增多，称为关节腔积液（articular cavity effusion）。关节腔积液检查主要用于外伤性关节炎、风湿性关节炎、类风湿关节炎、结核性关节炎、化脓性关节炎的诊断和鉴别诊断。

1. 关节腔积液的标本采集与处理

关节腔积液由临床医师以无菌操作穿刺关节腔采集。标本采集后分别置入 3 个无菌试管中，第 1 管用于微生物学检查，第 2 管加肝素抗凝（肝素钠 25 U/mL），用于细胞学及化学检查，第 3 管不加抗凝剂，用于观察有无凝固。不宜选用草酸盐和 EDTA 粉剂作为抗凝剂，以免影响关节腔积液结晶的检查。

标本采集后应及时送检，如需要保存标本，必须离心去除细胞后再保存，因为细胞内酶的释放会改变标本中的成分。

2. 关节腔积液的一般性状检查

关节腔积液一般性状检查包括量、颜色、透明度、黏稠度、凝块形成等。其检验方法与浆膜腔积液一般性状检查基本一致。

（1）量。参考区间 0.1~2.0 mL。关节发生炎症、创伤和化脓性感染时，关节腔积液量会增多，且增多程度与疾病严重程度呈正相关。关节外伤或化脓性感染时，积液量增多并易于采集。关节腔积液增多但采集困难可能与积液黏稠度增高，以及穿刺针太细或穿刺部位不当有关。

（2）颜色。参考区间无色或淡黄色。病理情况下，关节腔积液可出现不同的颜色变化。

（3）透明度。参考区间清亮、透明。关节腔积液的浑浊度主要与细胞成分、细菌、蛋白质增多有关。炎性病变越重，浑浊越明显。当积液内含有结晶、脂肪小滴、纤维蛋白原或块状退化的滑膜细胞形成的悬浮组织时，也可出现浑浊。

（4）黏稠度。参考区间高度黏稠。正常关节腔积液黏稠度高，而炎症导致关节腔积液中的透明质酸被中性粒细胞释放的酶降解，以及关节腔积液稀释均可使关节腔积液黏稠度降低，降低程度与炎症严重程度正相关。黏稠度增高见于甲状腺功能减退、系统性红斑狼疮、腱鞘囊肿及骨关节炎引起的黏液囊肿等。

（5）凝块形成。参考区间无凝块。正常关节腔积液不含纤维蛋白原和其他凝血因子，不凝固。炎症时血浆凝血因子渗出可形成凝块。

（四） 胃液与十二指肠引流液检验

1. 胃液的检验

胃液（gastric juice）是由胃黏膜分泌细胞分泌的液体，其主要成分有盐酸、各种酶、黏液、内因子、电解质及一些肽类激素等。胃液检验对于了解胃的分泌功能，胃与十二指肠相关疾病诊断和鉴别诊断有较好的实用价值。

（1）标本采集。准备试验前 1 日停用影响胃酸分泌的药物，如抗胆碱酯酶及碱性药物等。试验前晚上 20 时后禁食、禁饮、禁烟。有胃排空迟缓者，则在试验前 1~2 日拟进流质饮食。

标本留取时，待检者空腹、坐姿，插管抽取胃液。弃去残余胃液，连续抽取 1 小时胃液作为空腹胃液标本，计量，以此测基础胃酸分泌量。皮下或肌内注射五肽胃泌素（pentagastrin） 6 μg/kg，然后每 15 min 留 1 份标本，共留取 4 份分别计量送检。

（2）一般性状检查。

量：正常基础胃液量 10~100 mL（持续抽取 1 小时所得的胃液总量，代表标准状态下胃的分泌功能）。若>100 mL 为胃液增多，见于十二指肠溃疡、卓-艾综合征、胃排空障碍、十二指肠液反流等；<10 mL 为胃液减少，见于萎缩性胃炎、胃蠕动功能亢进等。

颜色：正常空腹胃液无色透明，不含血液、胆汁，无食物残渣。病理情况下，颜色变化主要有：①灰白色浑浊。表明胃液中混有大量的黏液。②鲜红血丝。多因插管时损伤胃黏膜所导致。③棕褐色。胃内出血与胃酸作用所致，见于胃炎、胃溃疡、胃癌等疾病。④咖啡渣样。表明胃内有大量陈旧性出血，见于胃癌、胃溃疡及糜烂性胃炎等疾病。⑤黄色、黄绿色。表明胃液中混有胆汁，见于插管时引起的恶心、呕吐，以及幽门闭锁不全、十二指肠狭窄等导致的胆汁反流等。

黏液：正常胃液中含有少量分布均匀的黏液，起润滑、保护黏膜的作用，可中和、缓冲胃酸和抵抗胃蛋白酶消化。黏液增多提示胃部可能有炎症。黏液呈弱碱性，大量存在时可影响胃液酸度的准确测定。

食物残渣：空腹 12 小时后正常胃液应无残渣及微粒。若胃排空障碍，如胃扩张、胃下垂、幽门溃疡、幽门梗阻及胃蠕动功能减退时，胃液中常出现食物残渣，甚至呈食糜状。

酸碱度：正常胃液 pH0.9~1.8。pH3.5~7.0 为低酸，见于萎缩性胃炎、胃癌、继发性缺铁性贫血、胃扩张、甲状腺功能亢进等。PH>7 为无酸，见于十二指肠球部溃疡、胃泌素瘤、幽门梗阻、慢性胆囊炎、十二指肠液反流等。

气味：正常胃液可略带酸味，无其他臭味。但出现消化不良或明显的胃液潴留、有机酸增多时，胃液可出现发酵味，患者表现为幽门梗阻、胃张力高度缺乏。尿毒症患者的胃液会出现氨味。晚期胃癌患者的胃液会出现恶臭味。小肠低位梗阻、胃大肠瘘等患者的胃液会出现粪臭味。

分层：正常胃液放置片刻后形成不明显的两层，上层为少量黏液（多为鼻咽部的黏液），下层为无色透明的胃液层。病理情况下，如胃癌、幽门梗阻时，胃液可分为三层，上层为黏液，中间为胃液，下层为食物残渣或坏死组织。

2. 十二指肠引流液的检验

十二指肠引流液（duodenal fluid drainage）包括十二指肠液（D 液）、胆总管液（A 液）、胆囊液（B 液）和胆管液（C 液）。

（1）标本采集。待检者在空腹 12 小时状态下，插入十二指肠引流管，按先后顺序分 4 段采集留取十二指肠引流液，分别置于标记为 D、A、B、C 的 4 支试管中。插管成功后首先引出 D 液，然后给予 330 g/L 温硫酸镁刺激 Oddi 括约肌使之松弛，依次引流出 A 胆汁、B 胆汁和 C 胆汁，立即送检。

（2）一般性状检查。①十二指肠引流液异常，如胆汁排出障碍，可见于结石、肿瘤致胆管梗阻。②胆汁量增多且暗黑色改变，常因胆管扩张伴有感染所致。引流出现颗粒状沉淀物或有胆砂提示有胆石症。③胆汁出现胆砂疑为肝内结石。血性胆汁见于特发性胆管出血、胆管系统癌症或出血性疾病。

（五） 痰液的检验

痰液是气管、支气管或肺泡的分泌物。正常情况下，支气管黏膜的腺体和杯状细胞分泌少量黏液，保持呼吸道黏膜湿润。病理情况下，呼吸道黏膜受到理化因素、感染等刺激，黏膜充血、水肿，浆液渗出，黏液分泌增多。各种细胞（红细胞、白细胞、吞噬细胞等）、纤维蛋白等渗出物与黏液、吸入的灰尘和某些组织坏死产物等混合，形成痰液。痰液中可能混有非痰成分，如口腔唾液、鼻咽部分泌物等。

痰液检查主要用于呼吸系统炎症、结核、肿瘤、寄生虫病的诊断，对支气管哮喘、支气管扩张、慢性支气管炎等疾病的诊断、疗效观察和预后判断也有一定价值。

1. 痰液的标本采集与处理

痰液标本采集方法根据检查目的和患者情况而定，自然咳痰法是常用的方法，还可采用雾化蒸气吸入法、一次性吸痰管法、气管穿刺吸取法及经支气管镜抽取法。

痰液标本要求新鲜，一般检查以清晨第一口痰用作标本最适宜。做细胞学检查则以上午 9~10 时留痰最好。留痰时，待检者应先用清水漱口数次，然后用力咳出气管深处的痰，盛于清洁、干燥、无渗漏容器内，立即送检。用作细菌培养的痰液标本，必须无菌采集，先用无菌水漱口，以避免口腔内正常菌的污染，必要时可做环甲膜穿刺术吸痰。

标本采集后应立即送检，以防细胞分解、细菌自溶。不能及时送检时，可暂时冷藏保存，但不能超过 24 小时。应连续送检 3 次，以提高检查的阳性率。采集标本时注意防止痰液污染容器外壁；为了防止痰液污染，用过的标本应灭菌后再处理。

2. 痰液的一般性状检查

（1）量。参考区间无痰或仅有少量泡沫痰或黏液痰。

呼吸道疾病时，患者的排痰量增多并视病种和病情而异。急性呼吸系统感染者较慢性炎症患者痰量少；病毒感染较细菌性炎症痰量少；痰量最多者见于支气管扩张肺脓肿、肺水肿、空洞型肺结核和慢性支气管炎，甚至超过 100 mL/24h。肺脓肿、脓胸向支气管破溃时，痰量增多且呈脓性。在疾病治疗过程中，如痰量逐渐减少，一般表示病情好转，但若发生支气管阻塞而使痰量不能排出，痰量虽减少，病情却在发展。

（2）颜色。将痰置于培养皿中，在黑色背景下观察，以描述并报告。

参考区间偶有少量白色或灰白色黏液。

（六） 羊水的检验

妇女妊娠期羊膜腔内的液体称为羊水（amniotic fluid，AF）。妊娠早期，羊水主要是母体血浆经胎膜进入羊膜腔的透析液，因此羊水的成分与母体血浆基本相似；妊娠中期以后，由于胎儿的吞咽、呼吸及排尿功能的建立，羊水的主要来源是胎儿尿液，其中水分占 98%~99%，有机物和无机盐仅占 1%~2%；妊娠中晚期，胎儿的尿液、呼吸系统、胃肠道、脐带、胎盘表面等成为了羊水的主要来源，参与羊水的生成，每日 600~800 mL，羊水内可见小片状物悬浮，包括胎儿脂肪细胞及毳毛等有形物质。妊娠不同时期，羊水的来源、容量、组成成分均有明显的改变。

1. 羊水的标本采集与处理

（1）标本的采集。羊水标本由妇产科医师经腹羊膜腔穿刺术采集。根据不同的检查目的，选择适宜的穿刺时间。一般诊断胎儿遗传性疾病，选择妊娠 16~20 周；判断母婴血型是否符合，选择妊娠 26~36 周；判断胎儿成熟度时，选择妊娠晚期（多 35 周后）。

羊水采集和送检需注意：①采集标本量一般为 20~30 mL，立即送检，否则应置于4 ℃保存，保存时间不宜超过 24 小时，以免细胞及化学成分受影响。②由于细胞培养和染色体分析的标本采集后需立即离心，取沉淀物细胞培养后做染色体核型分析。③避免使用玻璃容器采集标本，以防细胞黏附在玻璃壁上。④做胆红素测定的羊水标本需用棕色容器收集，并避光保存。⑤离心后的羊水标本沉淀物可做脂肪细胞及其他细胞检查，上清液可做化学分析并在冷冻下转运。

（2）标本的处理。抽出的羊水标本应立即送检，否则应置 4 ℃冰箱内保存，但也不能超过 24 小时。采集的羊水标本经 1000~2000 r/min 离心 10 min 后，取其上清液做生化检查。检查完应按照《临床实验室废物处理原则》（WS/T 249-2005）的方法处理实验后的残余标本，一般将残余标本与消毒液混合放置一定时间后再倒掉。

2. 羊水的一般性状检查

（1）量。

检测方法：B 超诊断法不仅能测量羊水的量，同时还可观察胎儿是否畸形。此方法简便易行，无创无痛，准确性高，是临床常用的羊水测量方法。

参考区间：①妊娠 8 周 5~10 mL；②妊娠 10 周约 30 mL；③妊娠 20 周约 400 mL；④妊娠 36~38 周时达高峰 1000~1500 mL，此后逐渐减少。妊娠足月时约 800 mL。过期妊娠少于 300 mL。

羊水过多：妊娠任何时期羊水量>2000 mL 为羊水过多。最常见的原因有胎儿畸形、多胎妊娠、妊娠糖尿病、母婴血型不合、胎盘因素等。

羊水过少：妊娠足月时羊水量<300 mL 为羊水过少。常见的原因有胎儿先天性泌尿系统异常、肺发育不全、染色体异常、胎膜早破、药物影响等。

（2）颜色和透明度。

参考区间：①妊娠早期为无色或淡黄，清晰、透明；②妊娠晚期为乳白色，浑浊。

临床意义：①深黄色表示羊水中胆红素含量高，见于新生儿溶血病、胎儿出血、胎盘功能减退等；②绿色表示羊水中混有胎粪，见于胎儿窘迫；③红色表示有出血，见于胎儿出血、胎盘早剥或穿刺出血；④棕红或褐色表示宫内陈旧性出血，多为胎儿已经死亡；⑤脓性浑浊表示细菌、白细胞增多，见于宫内化脓性感染。

二、排泄物检验

（一）尿液检验

1. 尿液标本的采集与处理

尿液标本采集与处理是关系到尿液检验结果是否可靠的重要环节，属于分析前质量控制的主要内容。

（1）标本采集与运送。

1）待检者准备。临床医护、检验人员应提前告知待检者标本采集的质量控制要点，如空腹、限制饮食及饮水，控制身体活动量，停用或者应用某些药物，留尿的时间、时段、尿量及记录尿量的方法等。如待检者无法自行收集标本，如婴幼儿、瘫痪及昏迷者、需要导尿者等，应按要求由医务人员或陪护人员辅助完成。

应告知待检者尿液标本采集的目的，以口头和书面的形式具体指导尿液标本采集方法。

2）尿液标本的收集容器。留尿容器应该具备以下特点：①洁净、干燥，防渗漏，一次性使用，材料透明、不与尿液成分发生反应。②容积 50~100 mL，圆形开口且直径至少为 4~5 cm。③底座宽、能直立，有盖、能防止倾翻时尿液溢出，如果尿液标本需要转运，容器还应为安全且易于启闭的密封装置。④用于细菌培养的尿标本容器应采用特制无菌容器。⑤儿科患者尿液采集应使用专用的清洁柔软的聚乙烯塑料袋。

容器上应标有患者姓名、检验联号（条形码），并留有足够空间用于填写标本留取时间等信息。

3）尿液标本种类及采集方法。尿液标本类型的选择及收集方式取决于尿液检测目的（主要包括化学检查、尿液有形成分显微镜检查及细菌学检查等）、待检者状况及检验要求。临床常用尿液标本类型，依据时间或检测项目分类如下：

晨尿（first morning urine）指清晨起床、未进食和做运动之前排出的尿液。通常晨尿在膀胱中存留时间达 6~8 小时，各种成分较浓缩，达到检测和培养所需浓度。可用于肾浓缩稀释功能评价、人绒毛膜促性腺激素（HCG）测定和观察尿液有形成分（细胞、管型及结晶）。但由于首次晨尿在膀胱内停留的时间过长，硝酸盐及葡萄糖易被分解，易造成结果的偏差。近年来，推荐采集第 2 次空腹晨尿，即于首次晨尿后 2~4 小时内，空腹、静息状态下留取第 2 次尿液进行检验。

随机尿（random urine）指待检者无任何准备、不受时间限制、随时排出的尿液标本。待检者摄入大量液体或剧烈运动后可以影响尿液成分，因此随机尿不能准确反映待检者实际状况。随机尿标本新鲜、易得，适合于门诊、急诊待检者的尿液筛检试验。

计时尿（timed urine）指采集规定时段内的尿液标本，如进餐后，治疗后，白天或卧床休息后 3 小时、12 小时或 24 小时内的全部尿液。计时尿常用于物质的定量检测、肌酐清除率试验及细胞学研究。

3 小时尿：一般收集上午 6 时到 9 时的尿液，常用于尿液有形成分检查，如 1 小时尿排泄率检查等。

餐后尿：通常收集午餐后 2 小时的尿液，以利于检出病理性尿胆原（为最大分泌时间）、蛋白尿、糖尿。

12 小时尿：晚上 20 时开始到次日早晨 8 时终止的 12 小时内全部尿液，适用于尿液有形成分计数（如 Addis 计数）、球蛋白排泄率和微量清蛋白测定。女性留尿前要清洁外阴，气温高时则要先加 40% 甲醛 1 mL 防腐。检测当天，除正常饮食外不再饮水，以利于尿液浓缩（因低渗会使部分红细胞及管型溶解）。

24 小时尿：待检者于早晨 8 时排空膀胱，并弃去尿液，收集此后每次排出的尿液，直至次日早晨 8 时最后一次排出的全部尿液。由于 24 小时内尿液中某些成分的排出量不同，为准确定量，需采集 24 小时尿。常用于总蛋白、儿茶酚胺、17-羟皮质类固醇、17-酮类固醇、香草扁桃酸、电解质等化学物质的定量，内生肌酐清除率测定以及尿结核分枝杆菌检查。

4）特殊尿液标本。

尿三杯试验：患者一次连续排尿时，分别留取前、中、末段尿液，盛于 3 个尿杯中。第 1、3 杯各留 10 mL，第 2 杯（尿杯容量宜大些）留其余大部分尿液。此试验多用于泌尿系统出血和尿道炎症定位诊断等。

培养用尿：留尿前先清洗外阴，再用 0.1% 清洁液（如苯扎溴铵等）消毒尿道口后，以无菌容器留取中段尿送检。中段尿（midstream urine）是指在排尿过程中，弃去前、后时段排出的尿液，收集中间时段的尿液，一般用于细菌培养。

导管尿和耻骨上穿刺尿：主要用于排尿困难或尿潴留时患者的尿液标本采集（2 岁以下小儿慎用），但要征得待检者或家属的同意，并以无菌术采集尿液标本。导管尿主要用于细菌培养，鉴别肾及膀胱感染；耻骨上穿刺尿主要用于微生物（尤其厌氧菌）培养、细胞学研究、常规筛查等。

5）标本的运送。尿液标本采集后要尽快送到实验室检查，住院患者由专门人员统一运送，门诊患者自行运送。运送过程中要防止漏洒。

（2）尿液标本接收与处理。

1）尿液标本的接收和拒收。每个实验室必须有明确的操作指南，对不可接收或可接收标本的具体指标做出严格规定。对未做明确标记或缺少下列信息者，临床实验室有权拒收：①患者姓名、性别、科别、床号等。②标本采集日期、时间（留尿时间超过 2 小时及以上的标本应拒收）。③尿量不足、采集容器不符合要求等。

2）尿液标本的保存。尿标本应在采集后 2 小时内检测完毕，对不能及时检验的标本，必须进行适当的处理或以适当的方式保存，降低因标本延时检测引起的尿液理化性状改变。

冷藏或冷冻：4 ℃冷藏是保存尿液标本最简便的方法，一般可保存 6 小时，应注意避光并加盖。冷藏在 24 小时内可抑制细菌生长，但会产生尿酸盐和磷酸盐沉淀影响显微镜检查。因此，不推荐对 2 小时内可完成检测的尿液标本进行冷藏。另外，可根据检验项目采用相应的防腐剂。主要用于尿电解质、肌酐、总蛋白、清蛋白、葡萄糖、重金属、药物筛查、促卵泡激素、雌三醇等项目检查。冷冻可较好保存尿液中的酶类、激素等。但需将标本离心弃去细胞成分后密封，保存上清液。

防腐：尿液常规筛查尽量不使用防腐剂，但对于定时尿标本及在标本收集后 2 小时内无法进行分析或分析成分不稳定的，可加入特定的防腐剂，同时尿液标本仍需冷藏保存。常用防腐剂如下：

①甲醛（formaldehyde）：又称福尔马林（formalin）。对尿液中细胞、管型等有形成分起固定作用。每 100 mL 尿加入 40%甲醛 0.5 mL。因甲醛具有还原性，不适于尿糖等化学成分检查。

②甲苯（toluene）：当甲苯足够量时，可在尿液标本表面形成一薄层，阻止尿液与空气接触，达到防腐效果。每 100 mL 尿中加入甲苯 0.5 mL。常用于尿蛋白、尿糖等化学成分的定性或定量分析。

③百里酚蓝（thymol blue）：尿液标本中加入百里酚蓝，能抑制细菌生长，起防腐作用，还能较好地保存尿液中有形成分。一般每 100 mL 尿液中加入百里酚蓝小于 0.1 g，用于尿标本显微镜检查，尤其是尿浓缩结核分枝杆菌检查。

④浓盐酸（hydrochloric acid）：用于定量测定儿茶酚胺、17-羟皮质类固醇、17-酮类固醇、磷、草酸盐等成分测定的尿液标本防腐，每升尿液加 10 mL 浓盐酸。浓盐酸具有强腐蚀性，常温下易挥发，所以容器要耐腐蚀，使用时一定要收集第 1 次尿液后再加防腐剂。

⑤氟化钠（sodium fluoride）：氟化钠能防止尿糖酵解，适用于葡萄糖测定的尿液标本防腐。

⑥硼酸（boric acid）：在 24 小时内可抑制细菌繁殖，但影响常规尿液筛检的酸碱度，适用于尿蛋白、尿酸等成分检测的尿液标本防腐。

⑦冰乙酸（glacial acetic acid）：用于儿茶酚胺、醛固酮、雌激素等成分检测的尿液标本防腐。

3）尿液标本检验后的处理。标本检测后须进行妥善处理，应按照《临床实验室废物处理原则》（WS/T 249-2005）规定的方法处理实验后的残余标本及所用器械，防止污染环境或造成室内交叉感染。

尿液检验后的尿液标本一律视为有传染性生物污染源，须经过 10 g/L 过氧乙酸或漂白粉消毒后才能排放入下水道内。

若所用的盛尿容器及试管等不是一次性的，须在 30～50 g/L 漂白粉或 10 g/L 次氯酸钠液中浸泡 2 小时，也可用 5 g/L 过氧乙酸浸泡 30～60 分钟，再用清水洗净。

使用后的一次性尿杯，先消毒再烧毁，或运送至专业医疗垃圾回收站进行无害化处理，并做好记录。

（3）尿液标本采集与处理的质量控制。

为保证尿液检验结果的准确性，要充分考虑并排除标本采集的影响因素。例如，待检者状态、饮食、用药；尿液放置及保存的温度、时间；用相应的标准操作规程来规范尿液标本采集及处理，达到保证质量的目的。

1）尿液标本采集的影响因素。

生理性状态：在分析前质量管理过程中，待检者准备及生物学变异直接影响检测结果准确性，主要包括年龄、性别、月经、妊娠等因素。这些因素不是检验人员能控制的，需要医师、护士、待检者共同配合方能使标本完全反映待检者的真实状态。

生活习惯：不同生活习惯可影响尿液检验结果。

尿液标本保存时间对检验结果有影响。一般随着保存时间延长，尿中有形成分会有不同程度的破坏，细胞、管型将逐渐减少，而结晶、细菌逐渐增加。

2）尿液标本采集与处理的质量控制。尿液标本采集及处理属于分析前质量控制，可影响检验结果的准确性。分析前阶段"从临床医师开医嘱起开始，按时间、顺序、步骤，包括提出检验要求、待检者准备、标本收集、运送到实验室、在实验室内传送，至分析检验程序启动为止"。此过程任何环节出现差错，均会影响全面质量控制。

临床实验室应制订尿液标本采集的标准操作规程（SOP）文件，内容包括：待检者准备、标本容器要求、留尿方式及要求、尿量、运送时间及地点等。相关标准操作规程文件及标本采集手册等应装订成册下发到各病区、门诊护士站、服务台，并组织各区医护人员学习并参照执行。

3）标本采集前待检者状态的控制。

为使检验结果有效应用于临床，医护人员（包括实验室工作人员）应了解标本采集前待检者状态的要求及影响结果的非疾病性因素，将相关的要求和质量控制要点以口述、书面等方式告知待检者，按要求采集，减少假阳性，保证结果准确。

患者应控制饮食、用药、情绪、活动、月经等对检验结果的影响。

标本采集器材如尿杯、试管等应严格按标准采购，离心机、离心管、检测仪器应符合要求并定期严格校准，器材和工作环境保持整洁。

标本采集后应尽量减少运送环节及缩短储存时间，标本运送要做到专人负责且有制度保障，以避免主、客观因素影响检验结果。轨道传送或气压管道运送标本时避免剧烈振动，防止尿液产生过多的泡沫引起细胞溶解，从而影响尿沉渣的检验结果。运送过程中要防止标本漏出或侧翻后污染器材、衣物和环境。

建立尿液标本的验收制度并严格执行，对标本标识内容与检验申请单内容不一致、申请单的项目不全、标本类型错误、尿量不足、有污染、防腐剂使用不当、容器破损、标本流失等不合格的标本均可以拒收，并要及时与相关人员联系，建议其核实并重新采集标本。对难以得到的尿液标本或再次采集确有困难时，则可与临床协商后"继续"检验，但必须在检验报告单上注明"检验结果仅供参考"字样及标本不合格的情况。

2. 尿液的一般性状检查

尿液一般性状检查包括尿量、外观、比重、尿渗量、尿气味等内容。

尿量（urine volume）是指一定时间（一般为 24 小时）内排出到体外的尿液总量。尿量的变化主要取决于肾小球的滤过，肾小管的重吸收及浓缩、稀释功能，还受精神因素、活动量、饮水量、环境（气温、湿度）、年龄、药物等因素的影响。即便是健康人，其 24 小时尿量变化也很大。

（1）测定方法。尿量检测一般使用量筒或其他有刻度的容器，直接测量尿液体积。可分为累计法、直接测量法、计时法等。

原理：采用有刻度的容器测量 24 小时内排出的全部尿液总量。

材料：①器材。有刻度的玻璃容器。②标本。24 小时尿液。

操作：①加尿。取有刻度的玻璃容器，加入待检者 24 小时排出的全部尿液。②读数。读取容器与尿液凹面相切的刻度，并记录。③报告方式。"24 小时尿量：XX mL"。

质量控制：①标本留取。准确收集 24 小时排出的全部尿液。开始留尿时，应先排空膀胱将尿液弃去，以后所排尿液至最后一次排尿（排空膀胱）均应保存在一个固定容器，气温过高时注意防腐。②量器。必须使用合格的标准量筒、量杯，或其他有精确刻度的液体容积测定器具。量具上应有清晰可见的刻度（精确至 1 mL），便于测定时准确读数。③测量尿量。需准确，且精确至毫升，误差不得超过 20 mL。

参考区间：成人 1~2 L/24 h；儿童按千克体重计算较成人多 3~4 倍。

临床意义：

1）多尿（polyuria）。成人 24 小时尿量>2500 mL 称为多尿。生理性多尿常见于饮水过多、摄入利尿性食物过多、静脉输液过多、精神紧张或癔症，也可见于服用噻嗪类利尿药、咖啡因、脱水药等。病理性多尿可见于：①代谢性疾病，如糖尿病等。②内分泌疾病，如尿崩症、原发性醛固酮增多症及甲状腺功能亢进等。③肾疾病，如慢性肾炎和肾盂肾炎晚期、急性肾衰竭多尿期、肾移植术后等。

2）少尿（oliguria）。24 小时尿量<400 mL 或每小时尿量持续<17 mL（儿童少于 0.8 mL/kg）称为少尿。生理性少尿见于机体缺水或出汗过多时，在尚未出现脱水临床症状和体征之前可首先出现尿量减少。病理性少尿可见于以下方面：

肾前性少尿：①各种原因引起的脱水，如高热、严重呕吐、腹泻、大面积烧伤引起的血液浓缩；②大量失血、休克、心功能不全等导致的血压下降、肾血流量减少、肾血管栓塞或肾动脉狭窄引起的肾缺血；③严重肝病、低蛋白血症引起的全身水肿、有效血容量降低；④严重创伤、感染等应激状态时，因交感神经兴奋、肾上腺皮质激素和抗利尿激素分泌增加，使肾小管重吸收增强而引起少尿。

肾性少尿：①急性肾小球肾炎时，滤过膜受损，肾内小动脉收缩，毛细血管腔变窄、阻塞、滤过率降低从而引起少尿，此种尿为高渗量性尿；②各种慢性肾衰竭时，由于肾小球滤过率极度降低也会出现少尿，但此时尿液为低渗量性尿；③肾移植术后急性排异反应，也可导致肾小球滤过率下降而引起少尿。

肾后性少尿：见于单侧或双侧上尿路梗阻性疾病，尿液积聚在肾盂不能排出，也可见于尿路结石、肿瘤、损伤以及尿路先天畸形或机械性下尿路梗阻，如膀胱功能障碍、前列腺肥大等。

3）无尿（anuria）。24 小时尿量<100 mL 或 12 小时内无尿液排出称为无尿。进一步发展至排不出尿液，称为尿闭，其发生原因与少尿相同。

（2）外观：尿液外观包括颜色及透明度。

颜色：尿液的颜色源于尿色素及尿胆原，受饮食、药物、尿量及化学成分的影响。大量饮水、输液、精神紧张、尿崩症、糖尿病等可导致尿液的颜色变浅或无色。通常以肉眼观察判断尿液的颜色。

透明度：透明度也可以用浑浊度（turbidity）表示，分别为清晰透明、轻度浑浊（雾状）、浑浊（云雾状）、明显浑浊 4 个等级。浑浊的程度由尿中含有的混悬物质种类和量来决定。正常尿浑浊的主要原因在于含有结晶（由于酸碱度改变或温度改变后形成及析出）。病理性浑浊可因尿中含有白细胞、红细胞及细菌等而产生浑浊。淋巴管破裂产生的乳糜尿也可引起浑浊。在流行性出血热低血压期，尿中可出现蛋白、红细胞、上皮细胞等混合的凝固物称为膜状物，也应报告。通常以肉眼观察判断尿液的透明度。

（3）病理变化：

1）血尿：尿中含有一定量的红细胞时称为血尿。由于出血量的不同可呈淡红色云雾状、淡洗肉水样及鲜血样，甚至混有凝血块。每升尿内含血量超过 1 mL 即可出现淡红色，称为肉眼血尿。尿液外观变化不明显，离心沉淀后每高倍镜视野中红细胞平均大于 3 个则可为镜下血尿。

血尿见于：泌尿生殖系统疾病，如感染、结核、结石、肿瘤、外伤、多囊肾、肾小球疾病等。血液病，如血友病、过敏性紫癜和特发性血小板减少性紫癜等。其他症状，如系统性红斑狼疮、流行性出血热，某些健康人剧烈运动后出现的一过性血尿等。

2）血红蛋白尿。血红蛋白尿是指尿液中含有游离血红蛋白。正常人血浆中游离血红蛋白低于 50 mg/L，与珠蛋白结合形成大分子化合物，不能从肾小球滤过。当发生血管内溶血时，游离血红蛋白超过珠蛋白的结合能力，过多的游离血红蛋白从肾小球滤出，形成不同程度的血红蛋白尿。血红蛋白尿呈棕色、深棕红色、浓茶样或棕黑色酱油样外观。常见于血型不合的输血反应、阵发性睡眠性血红蛋白尿症、阵发性冷性血红蛋白尿症、蚕豆病等溶血性疾病。

3）胆红素尿：尿中含有大量的结合胆红素所致，外观呈深黄色，振荡后泡沫亦呈黄色。在空气中久置，可因胆红素被氧化成胆绿素而使尿液外观呈棕绿色。胆红素尿常见于阻塞性黄疸和肝细胞性黄疸。服用呋喃唑酮、核黄素后尿液亦可呈黄色，但胆红素定性试验阴性。服用较大剂量的熊胆粉、牛黄类药物时尿色呈深黄色。

4）乳糜尿：经肠道吸收的乳糜液不能经正常的淋巴道引流入血，而逆流至泌尿系统的淋巴管中，引起该淋巴管内压力增高，淋巴管曲张、破裂，淋巴液进入尿液所致。乳糜尿可呈不同程度的乳白色浑浊。乳糜尿中有时可含有数量不等的血液，称血性乳糜尿或乳糜血尿。乳糜尿主要见于丝虫病、肿瘤、腹部创伤、肾病综合征、肾小管变性或某些原因引起的肾周围淋巴循环受阻。

5）脓尿和菌尿：若尿内含有大量脓细胞或细菌等炎性渗出物时，排出的新鲜尿液即可呈浑浊样。菌尿呈云雾状，静置后不下沉。脓尿放置后可有白色絮状沉淀。通过尿三杯试验可初步了解炎症部位，协助泌尿系统感染性疾病的定位诊断。

6）浑浊尿：新鲜尿液发生浑浊，主要由尿液中增多的细胞、细菌、盐类结晶等引起。正常人尿液中由于食物代谢产生钙、磷、镁、尿酸等结晶，新鲜尿液外观可呈黄白色、灰白色或淡粉红色颗粒状浑浊，尤其是在气温寒冷时沉淀物可很快被析出。

（二）粪便检验

粪便（feces/stool）是食物营养成分在体内被消化吸收后剩余的产物。正常粪便主要由未被消化的食物残渣、未被吸收的食糜、食物分解产物、消化道分泌物和肠道脱落细胞、肠道菌群、无机盐和水等组成。其中水分约占 3/4，固体成分约占 1/4。

粪便检查的主要目的是：①了解消化道有无炎症、出血、寄生虫感染、恶性肿瘤等；②判断胃肠、肝胆、胰腺等消化器官的功能状况；③分析肠道正常菌群有无失调及有无致病菌存在等。

1. 粪便的标本采集与处理

（1）标本采集与运送。粪便标本是在医护人员或检验人员指导下，由待检者自行留取。粪便标本采集方法是否符合要求，直接影响检查结果的可靠程度。粪便标本的采集应按下列要求进行：

①容器：清净、干燥、无吸水性和渗漏的有盖容器。进行细菌学检查时，应使用无菌容器收集标本。

②标本：标本要新鲜，不得混有尿液、消毒剂和污水。

③采集部位：应用干净竹签挑取含有血、黏液、脓等病理成分的粪便。外观无异常的

粪便可于粪便的表面、深处等多部位取材。

寄生虫与虫卵检查：检查溶组织内阿米巴滋养体时应于排便后立即检查，寒冷季节需对标本保温运送和检查；查日本血吸虫卵时应取脓血、黏液部分，孵化毛蚴时至少留取粪便 30 g，且须尽快处理；查蛲虫卵须用透明胶带或棉拭子于晚 24 时或清晨排便前自肛门周围皱襞处拭取并立即进行镜检。

隐血试验：采用化学法做隐血试验时，应于检查前 3 日禁食动物血、肉类、肝脏等食物，并禁服铁剂及维生素 C 等。

标本采集应立即送检，门诊待检者的标本由本人或亲属运送，住院患者的标本由专职人员统一运送。

（2）标本接收与拒收。检验科接收标本后应严格实行核对制度，标本必须合格并与检验目的相符，对于不合格的标本应拒收并做好记录。pH 及消化酶等影响，可导致有形成分的分解破坏及病原菌的死亡，因此标本接收后，应于 1 小时内检查完毕。

（3）标本检验后处理。粪便标本检验完毕后应将粪便连同容器投入焚化炉中烧毁；搪瓷容器、载玻片等应浸泡于消毒液中（如 0.5%过氧乙酸、苯扎溴铵等）24 小时后弃消毒液，再加水煮沸、流水冲洗，晾干或烘干后备用。

2. 粪便的一般性状检查

（1）粪便量。健康成人每日粪便量为 100～300 g（干重 25～50 g）。粪便量的多少与食物的种类、进食量及消化器官的功能有直接关系。进食粗粮及含纤维素较多的食物，粪便量相对较多，进食细粮或以肉食为主时，粪便量相对较少。在病理情况下，如胃肠、肝胆、胰腺有病变或肠道功能紊乱时，粪便的量及次数均可发生变化。

（2）外观。粪便的外观包括颜色和性状。

原理：用肉眼观察新鲜粪便的颜色和性状。

材料：①器材。一次性标本容器。②标本。新鲜粪便。

操作：①观察外观。取新鲜粪便，肉眼仔细观察其颜色及性状。②观察特殊成分。选择粪便异常部分，肉眼仔细观察有无黏液、寄生虫体等。③报告方式。根据不同颜色和性状进行描述并报告，如颜色为黄色、褐色、红色、黑色、白色等，性状为柱状软便、球形硬便、稀汁样便、黏液脓血便、米泔样便等。

临床意义：粪便的颜色易受食物和药物的影响。病理情况下，粪便可呈现出特征性的颜色变化。

粪便的性状常与进食的食物种类、消化道的功能状态有关。病理情况下，常呈现以下特征性变化：

①黏液便：正常粪便中含有少量黏液，与粪便均匀混合不易察见。黏液增多常见于肠道炎症或受刺激。小肠炎症时，增多的黏液均匀地混合于粪便之中；来自大肠病变的黏

液，多因粪便已逐渐成形而附着于粪便表面。黏液便常见于各种肠炎、细菌性痢疾、阿米巴痢疾、急性血吸虫病等。

②脓性及脓血便：常见于细菌性痢疾、阿米巴痢疾、溃疡性结肠炎或直肠癌。脓和（或）血的多少，取决于炎症的类型和病变的程度。细菌性痢疾时，以黏液和脓为主，脓中带血；阿米巴痢疾时，以血为主，血中带脓，呈暗红色果酱样。应注意与食入大量咖啡、巧克力后的粪便相鉴别。

③鲜血便：常见于直肠息肉、结肠癌，肛裂和痔疮等。痔疮时常在排便之后有鲜血滴落，而其他疾病多见鲜血附着于粪便的表面。食用大量西瓜、红辣椒、西红柿后也可见大便红色。

④胨状便：肠易激综合征（irritable bowel syndrome，IBS）患者常于腹部绞痛后，排出黏胨状、膜状或纽带状物。某些慢性痢疾患者也可排出类似的粪便。

⑤柏油样便：当上消化道出血，量达 50 mL 以上时，红细胞在胃肠液作用下被破坏，释放出的血红蛋白在肠道细菌作用下，进一步降解为血红素、卟啉和铁，铁与肠道分解产生的硫化氢生成硫化铁而呈黑色，并刺激肠壁分泌过多黏液附着于粪便表面，而使之富有光泽，形成柏油样便。粪便呈褐色或黑色、质软，富有光泽，隐血试验阳性。服用药用炭、铋剂之后也可排黑色便，但无光泽，且隐血试验为阴性。

⑥稀糊状或稀汁样便：常因肠蠕动亢进或分泌过多所致。见于各种感染性或非感染性腹泻，尤其是急性胃肠炎。小儿肠炎时肠蠕动加速，粪便很快通过肠道，以致胆绿素来不及转变为粪胆素而呈绿色稀糊样便。若遇大量黄绿色稀汁样便并含有膜状物时应考虑到伪膜性肠炎。

⑦米泔样便：呈乳白色淘米水样，内含黏液片块。多见于霍乱、副霍乱患者。

⑧白陶土样便：因胆管阻塞，进入肠道的胆汁减少或缺如，粪胆素生成减少甚至无粪胆素产生，使粪便呈灰白色。主要见于阻塞性黄疸，钡餐造影术后或食用过量的脂肪也可使粪便呈灰白色或白色。

⑨球形硬便：为粪便在肠道内停留过久，水分过度吸收所致。常见于习惯性便秘，也可见于老年人排便无力时。

⑩乳凝块状便：婴儿粪便呈黄白色乳凝块或蛋花样，提示脂肪或酪蛋白消化不完全。常见于消化不良、婴儿腹泻等。

（3）寄生虫及结石。粪便中可发现蛔虫、蛲虫、绦虫节片等。过筛冲洗后可发现钩虫、鞭虫等细小虫体。绦虫患者驱虫后，应仔细查找头节。还可见到胆石、胰石、肠石等，尤其是胆结石，常在患者应用排石药物或碎石术后出现。

第四节　脱落细胞学检验

脱落细胞是指从人体各组织、器官，特别是管腔器官内表面脱落的细胞。脱落细胞检验是将采集到的人体某部位的脱落细胞，经染色后用显微镜观察这些细胞的形态，从而分析和判断病变性质，协助临床诊断疾病的一门检验学科。脱落细胞学检验包括细胞学检验基本理论、细胞学检查基本技术、各系统细胞学检验等。根据细胞标本来源的不同可分为脱落细胞学检验和针吸细胞学检验两大类。

脱落细胞学检验的优点是简单易行、安全性强；对设备要求不高，费用低，易推广；患者痛苦少，易接受；取材方便，可反复取材；诊断迅速，阳性检出率高；适用于大规模普查和高危人群的追随观察，如对无症状个体进行癌前病变的筛查，对有症状或有体征患者进行诊断和鉴别诊断。

脱落细胞学检验的缺点是只能看到少数细胞，不能全面观察病变组织结构，不易对癌细胞做出明确的分型；有一定局限性。

一、细胞学检验的基本理论

（一）　正常脱落细胞形态

涂片中细胞分为两类：上皮细胞和非上皮细胞。

1. 上皮细胞种类分析

上皮细胞种类很多，根据功能分为四种：复层扁平上皮细胞、分泌性腺上皮细胞、纤毛柱状上皮细胞和间皮细胞。

（1）复层扁平上皮细胞：复层扁平上皮是一种多层上皮，主要分布在体表、口腔、食管、喉部、口咽部等，由于表面的细胞扁平似鳞形，又称复层鳞状上皮。由底部至表面复层扁平上皮细胞分为基底层、中层和表层三部分。在细胞学涂片上，各层鳞状上皮细胞能保持完整形态。

基底层细胞又分为内基底层细胞和外基底层细胞。

内基底层细胞：体积最小，正常情况下罕见。细胞多呈较规则的圆形，直径为 12~15 μm；也有的呈核圆形或椭圆形，直径为 8~10 μm。多居中，核染色质细致均匀，染蓝紫色；细胞质量少，苏木精–伊红（H–E）染色呈暗红色，巴氏（Papanicolaou）染色呈较深的蓝绿色。核质比（即核的直径与细胞质幅缘之比）为 1：（0.5~1）。

外基底层细胞：在内基底层细胞之上，由 2~3 层细胞组成。体积较内基底层细胞大，细胞多为圆形，直径为 15~30 μm；细胞核与内基底层细胞相似，染色质细致疏松；细胞质略多，H-E 染色呈较深红色，巴氏染色呈蓝绿色。核质比为 1 :（1~2）。正常涂片中不易见到，在炎症、糜烂、溃疡或黏膜萎缩时多见。

中层细胞在外基基底层细胞之上，鳞状上皮的中部，细胞层次、数量最多。细胞形态多样，常呈圆形、菱形、多角形，直径为 30~40 μm，核小。细胞质较多，H-E 染色呈红色，巴氏染色呈浅蓝色。核质比为 1 :（2~3）。

表层细胞位于上皮最表面，体积最大，直径为 40~60 μm，细胞扁平或呈不规则多边形。细胞核小居中，染色质固缩，染色加深；细胞质量多，薄而透明，边缘易卷曲。根据细胞成熟程度，又分为角化前细胞、不完全角化细胞和完全角化细胞。

角化前细胞：体积大；细胞核小，固缩不明显，直径为 6~8 μm，染色较深，但染色质颗粒仍较细致、均匀呈颗粒状；细胞质量显著增多，巴氏染色呈浅蓝或浅绿色，H-E 染色呈红色。核质比为 1 :（3~5）。

不完全角化细胞：细胞核明显变小，固缩成小圆形，直径约 4 μm，染色较深，可见核周白晕，有时核周处可见棕色小点；细胞质透明，细胞可卷角，巴氏染色呈粉红色，H-E 染色呈粉红色。核质比为 1 : 5 或以上。

完全角化细胞：细胞核消失或裂解成颗粒状，细胞质薄而透明，易出现卷曲、皱褶，H-E 染色呈浅粉红色，巴氏染色呈浅橘黄色。此种细胞为衰老死亡细胞，细胞质内有时可见细菌。

鳞状上皮细胞从基底层到表层细胞形态的变化规律是：①细胞体积由小变大；②细胞核由大变小，最后固缩甚至消失；③核质比由大到小；④巴氏染色胞质由蓝绿色到粉红色甚至橘黄色。

（2）分泌性腺上皮细胞：分泌性腺上皮细胞分布于消化道和相关腺体、男性和女性生殖道。在细胞学涂片中，细胞呈立方形或柱状，长 10~20 μm，宽约 10 μm，具有极性；细胞核结构疏松，多偏位，位于细胞底部，常有小核仁；细胞质呈透明状或浑浊，常含黏液，呈淡嗜碱性染色。分泌性腺上皮细胞很难保存，在涂片中细胞边界常消失、形态破坏。

（3）纤毛柱状上皮细胞：纤毛柱状上皮主要分布于鼻腔、鼻咽、支气管树、子宫颈管、子宫内膜及输卵管部位。在细胞学涂片中，细胞为圆锥形，顶端宽平，其表面有密集的纤毛，呈淡红染色；细胞底部细尖似胡萝卜状；核位于细胞中下部，呈卵圆形，顺细胞长轴排列，核膜薄，染色质细致而均匀，染色较淡，有 1~2 个核仁，核膜两侧常与细胞边界重合。

（4）间皮细胞：覆盖于胸腔、腹腔和心包腔的单层鳞状上皮。脱落的间皮细胞常成片或成团，单个间皮细胞呈圆形或卵圆形，直径为 10~20 μm，核圆，位于中央或偏位，增生活跃时可为双核，染色质呈细颗粒状，偶见小核仁。

此外，涂片中有时还可见储备细胞，即具有增生能力的幼稚细胞，胞体较小，呈多角形、圆形或卵圆形，染色质呈细颗粒状，分布均匀，可见核仁，细胞质少，略嗜碱性。

（5）成团脱落的上皮细胞：成团脱落的上皮细胞排列紧密，甚至有细胞核重叠，需与癌细胞团相鉴别。

基底层鳞状上皮细胞团：细胞呈多边形，大小一致，核居中，核间距相等，呈镶嵌铺砖状或蜂窝状。

纤毛柱状上皮细胞团：细胞常聚集成堆，细胞间界线不清，可见细胞核互相重叠，形成核团，核团周围为细胞质融合而成的胞质带。细胞团的边缘有时可见部分纤毛。

黏液柱状上皮细胞团：细胞体积较大，呈蜂窝状结构，细胞质丰富，内含黏液，且透明，染色较淡，核间距大，有时在细胞团边缘可见栅栏状结构。

2. 背景细胞种类分析

涂片中脱落的非上皮细胞主要来自血细胞和单核巨噬细胞系统。它们构成了脱落细胞的背景，也称背景细胞。常见的背景细胞有以下几种：

（1）红细胞涂片中常见到数量不等的红细胞，提示病变部位有出血。可能是由病变所致，也可能是由于取材损伤引起。恶性肿瘤时，涂片中可见到较多的红细胞。

（2）中性粒细胞涂片中常可见中性粒细胞。中性粒细胞易变性，使细胞质溶解而成裸核。中性粒细胞数量增多主要见于炎症性病变、癌组织坏死后继发感染。

（3）嗜酸性粒细胞常见于皮肤病、变应性疾病或寄生虫感染。

（4）淋巴细胞、浆细胞和巨噬细胞见于炎症，特别是慢性炎症时增多。因淋巴细胞大小较为恒定，常作为涂片中的"标尺"。

（5）组织细胞源自巨噬细胞，体积可由中性粒细胞大小到外基底层细胞大小不等，呈圆形、卵圆形及不规则形。核染色较深，呈圆形，位中或偏位，偶见双核。染色质颗粒可有多个集结点，勿误认为恶性。细胞质为泡沫样，染淡蓝灰色。组织细胞是极活跃的具有吞噬能力的细胞，可以吞噬衰老、死亡和已被破坏的细胞，也能吞噬异物。

此外，涂片中还可见到坏死物、黏液、细菌团、真菌、植物细胞、染料沉渣和纤维等非细胞成分。

（二） 上皮细胞损伤形态学分析

上皮细胞由于受到生物因素、理化因素或其他致病因子的作用，其形态结构可发生变化，主要表现为退化变性、增生、再生和化生，严重时还可发生细胞死亡。

1. 上皮细胞的退化变性

细胞从器官黏膜表面脱落后，由于血液供应中断，缺乏氧气和养料，或因炎症、放射治疗（放疗）、化学药物治疗（化疗）等影响，细胞可发生变性直至坏死，这一过程称退化变性，简称退变。细胞退变分为肿胀性退变和固缩性退变两类。

（1）肿胀性退变：表现为细胞内水分明显增加，胞质肿胀，体积可增大 2~3 倍，细胞界限不清，胞质内出现液化空泡，空泡变大可将胞核挤压至一边。胞核表现为肿胀，染色质结构不清，呈云雾状，核体积增大变形。最后胞质完全溶解消失，形成裸核。急性炎症时鳞状上皮中、底层细胞和柱状上皮细胞多发生肿胀性退变。

（2）固缩性退变：可能与细胞器和染色质脱水有关，表现为整个细胞变小，固缩变形。胞质染成红色；胞核染色质致密呈深蓝色，核膜皱褶变形或呈致密无结构的深染团块，使胞核与胞质之间形成空隙，称核周晕；核碎裂或核消失现象多见。慢性炎症时鳞状上皮表层细胞多表现为固缩性退变。

2. 上皮细胞的增生、再生与化生

（1）增生：指细胞分裂增殖旺盛，细胞数目增多的现象。非肿瘤性增生，多由慢性炎症或其他理化因素刺激所致。涂片中增生的上皮细胞形态特点是：①核增大，可见核仁；②核分裂活跃，少数染色质形成小结，但仍呈细颗粒状，可出现双核或多核；③胞质的量相对较少；④胞质内 RNA 增多，蛋白质合成旺盛，嗜碱性；⑤核质比例略大，增生主要见于鳞状上皮细胞的基底层细胞和柱状上皮的储备细胞。

（2）再生：指上皮组织损伤后由邻近正常组织的同类细胞分裂增生进行修复的过程。再生细胞的胞核增大，染色深，分布均匀，核仁增大、增多，可见核分裂，有时可见双核或多核细胞；胞质略嗜碱性。此外常伴有不同程度的炎症细胞。

（3）化生：在慢性炎症或其他理化因素作用下，一种分化成熟的上皮转化成另一种分化成熟上皮的过程，如慢性子宫颈炎时，子宫颈柱状上皮细胞在慢性炎症刺激下转变成鳞状上皮细胞，这种过程叫鳞状化生，简称鳞化。鳞状化生由基底层开始，逐渐推向表面。不成熟的鳞状化生细胞形态与基底层细胞和棘层细胞间的过渡细胞相似，细胞排列紧密，胞质少，呈红染，无细胞间桥。完全成熟的鳞状化生细胞与正常鳞状上皮细胞难以区别。若鳞化的细胞核增大，染色质增粗、染色加深，形态、大小异常，表明在化生的基础上发生了核异质，称为异型化生或不典型化生。化生丧失了原有组织的功能。部分化生上皮在病因祛除后可恢复原来的组织结构，而有些化生具有癌变倾向。

3. 细胞死亡的类型

细胞因严重损伤而累及胞核时，出现代谢停止、结构破坏和功能丧失等不可逆的变化，称细胞死亡。细胞死亡包括坏死和凋亡两种类型。

（1）坏死：因物理、化学因素或严重的病理性刺激引起，属非正常死亡。坏死细胞常缺乏典型的形态学表现，通常先是细胞质内形成空泡，细胞核增大，或核固缩，进而核碎裂、核溶解。然后细胞膜破坏，细胞破裂，形成细胞碎片。常与周围组织的炎症有关，有一定的诊断价值。

（2）凋亡：是指细胞程序性死亡，即为维持内环境稳定，由基因控制的细胞自主有序的死亡，是一种正常的生理现象。多发生于淋巴细胞，上皮细胞较少见。凋亡细胞首先出现的是细胞体积缩小，然后是核染色质致密、碎裂、降解，染色质碎裂成大小一致的小颗粒状，称为核碎裂或凋亡小体；细胞质常皱缩，细胞膜多破裂。凋亡与各种原因引起的细胞损伤、老化、肿瘤发生有关，与周围组织炎症无关。

（三） 良性病变细胞学特征

1. 炎症性疾病的特征

炎症是组织对损伤的一种常见反应，分为急性炎症、亚急性炎症、慢性炎症和肉芽肿性炎症，其中，急性炎症、亚急性炎症、慢性炎症是按病程分类的，而肉芽肿性炎症由特殊病因引起，其局部主要由吞噬细胞组成，常为慢性经过。

（1）急性炎症：急性炎症时，涂片中的上皮细胞常有明显退变，鳞状上皮细胞以肿胀退变为主，基底层细胞和中层细胞的改变较为明显，主要是细胞核的改变。纤毛柱状上皮细胞以固缩退变为主，常成团脱落。此外涂片中还可见较多坏死细胞碎屑、纤维蛋白，并伴有大量中性粒细胞和巨噬细胞。

（2）亚急性炎症：涂片中除退变上皮细胞和坏死细胞碎屑外，尚见增生的上皮细胞。中性粒细胞、单核细胞、淋巴细胞及嗜酸粒细胞常同时存在。

（3）慢性炎症：慢性炎症时上皮细胞主要表现为增生、再生和化生，涂片中常见较多成团增生的上皮细胞，以基底层细胞和中层细胞团为多，其细胞核可有轻度畸形，染色略深，但大多数细胞核形态、大小、染色均正常。变性、坏死的细胞较少。炎症细胞则以淋巴细胞或浆细胞为主。

（4）肉芽肿性炎症：肉芽肿性炎症是特异性炎症的一种形式，涂片中主要细胞成分是上皮样细胞和多核巨细胞。常见于结核分枝杆菌、真菌感染等。

炎症时上皮细胞核改变的主要表现形式有三个方面：第一，核增大较明显，染色质稍增多，分布均匀，但核形规则，核质比稍增大；第二，核固缩、染色加深，轻度畸形、不规则，但核小，核质比不大；第三，核轻度增大、染色加深，轻度畸形、不规则。

2. 细胞核异质与角化不良的特征

（1）核异质是指脱落细胞核的异常，表现为核的形态、大小及染色质分布异常，核膜增厚等，但细胞质正常。核异质细胞态介于良性和恶性细胞之间，相当于病理组织学的不典型增生。根据核异质细胞形态改变的程度，分为轻度和重度核异质。

　　轻度核异质细胞常由慢性炎症等刺激所致，又称炎性核异质。多数在外因去除后可恢复正常，少数发展为重度核异质。轻度核异质多见于鳞状上皮的中、表层细胞。细胞核较正常约大 0.5 倍，轻至中度畸形，核染色较深，但核染色质颗粒细致，且均匀分布，偶见个别细胞呈粗颗粒状；胞质菲薄透明，嗜酸性，可见核周空晕。核质比尚在正常范围内。

　　炎性增生细胞与轻度核异质细胞的鉴别要点：炎性增生的上皮细胞核增大则无畸形深染，核畸形深染则无增大；核异质细胞核增大同时伴一定程度的畸形和深染。

　　重度核异质细胞的细胞核增大比较明显，比正常约大 1 倍，有中度以上的畸形，染色质颗粒较粗，核染色更深，核膜增厚，偶见核仁增大、增多。由于形态上很接近癌细胞，而且也可能发展为癌细胞，所以又称癌前核异质。重度核异质细胞常见于基底层细胞和部分中层细胞。重度核异质细胞虽有胞核的异型性，但其大小、染色及形态变化均未达到恶性肿瘤细胞标准，特别是核质比仍无明显的改变。应结合临床进行动态观察。

　　重度核异质与癌细胞的鉴别要点：重度核异质细胞虽有胞核的异型性，但其大小、染色及形态变化均未到恶性肿瘤细胞标准，特别是核质比仍无明显改变。

　　（2）角化不良也称异常角化，是指鳞状上皮细胞的核与胞质发育失去平衡，胞质分化超过核的分化程度，呈现核分化正常而胞质过度成熟的现象。其特征为非角化层细胞，即表层角化前细胞和中、底层细胞，出现胞质红染（巴氏染色）。角化不良细胞出现在中、底层细胞时，有人认为可能是癌前病变的表现，故亦称癌前角化。老年期和围绝经期妇女阴道涂片中发现角化不良的细胞时应予以重视，因有癌变的可能，要定期复查。

　　3. 良性肿瘤的特征

　　良性肿瘤是细胞发生异常增殖且局限性增生，但细胞排列和数量异常。

　　（1）上皮源性良性肿瘤细胞与正常上皮细胞差异很小。在细胞学涂片上，细胞多互相黏附，形成扁平的细胞群，细胞边界清晰，呈蜂窝状；胞质透明；核仁小，有时可见有丝分裂。

　　（2）间质源性肿瘤细胞通过细针吸取法获取标本。在细胞学涂片上，肿瘤细胞与正常间质源细胞类似，如平滑肌细胞、脂肪细胞、成纤维细胞等。

　　（3）其他某些良性肿瘤，如内分泌或神经源性肿瘤、疣，在细胞学涂片上，细胞形态明显异常，体积增大，细胞核染色深，可有多核，易与癌细胞混淆，在细胞学上很难做出正确诊断。

（四） 恶性肿瘤细胞学特征

　　原发性恶性肿瘤是体内细胞发生突变后，机体失去对其生长的正常调控，导致其异常增生。肿瘤组织呈浸润性生长，可侵犯、破坏邻近的组织和器官。而且，肿瘤细胞能克隆性生长并形成转移，侵入淋巴系统或血液，在其他器官形成新的肿瘤。肿瘤细胞与其来源组织的差异性称为异型性。脱落细胞学主要是研究恶性肿瘤细胞的异型性，根据细胞的异型性做出判断。一般情况下，细胞核的异型性是诊断恶性肿瘤的重要依据。在进行细胞学诊断时，必须仔细观察单个细胞、群体细胞的变化以及涂片背景特点，经过综合分析，才能得出正确结论。

1. 恶性肿瘤细胞学的特征

（1）细胞核异型性。恶性肿瘤细胞核的异型性主要表现在核增大、畸形、染色加深、核质比失调等方面，应注意与核异质细胞鉴别。

核增大：是恶性肿瘤细胞的重要特征之一。恶性肿瘤细胞的核比同类细胞的核增大1~5倍，有的可达10倍以上。

核畸形：恶性肿瘤细胞核形态多样，可呈圆形、卵圆形、方形、三角形、菱形、不规则形等，甚至各种奇异形态，如出芽、分叶、切迹、空泡、裂隙等。

核大小不等：细胞核大小悬殊、参差不齐，可出现双核、多核。

核染色加深：由于恶性肿瘤细胞异常过度增殖，细胞核内 DNA 大量增加，与碱性染料的亲和力增强，故染色加深，呈深紫蓝色，有时如墨汁状。

核染色质改变：核染色质明显增多、增粗，染色质颗粒大小不一、分布不均，有时呈条索状或块状，常向核膜聚集，使核膜明显增厚。

核仁异常：恶性肿瘤细胞的核仁常增大、数目增多、外形不规则。核仁巨大，直径达5 μm 以上，且数目 3 个以上，常是恶性细胞的特征之一。

核分裂异常：恶性肿瘤细胞核分裂象增多，常呈病理性核分裂，如不对称核分裂、多极核分裂、顿挫型核分裂等。

裸核：由于癌细胞增殖过快，营养供应不足，导致细胞质过早退化、消失，形成裸核。癌细胞裸核仍具恶性特征，观察时应注意与退变、炎性裸核相区别。

在恶性肿瘤细胞核的改变中，以核增大、核畸形、核染色加深、核仁异常为主要特征。

（2）细胞质异型性。一定程度上恶性肿瘤的特征也反映在细胞质的变化上，细胞质的多少、形态及特征性分化可反映肿瘤细胞的组织来源、分化程度和恶性程度。

细胞多形性：恶性肿瘤细胞大小、形态极不一致，形态多种多样，奇形怪状。细胞体积常超过正常同类细胞，甚至出现瘤巨细胞。也有些分化差的肿瘤，其瘤细胞很原始，可以比正常细胞小。因此，在缺乏细胞核异型性的情况下，不能仅凭细胞大小诊断恶性肿瘤。

胞质异常：由于核增大，胞质相对减少，细胞分化程度越低，胞质量越少。由于胞质内核蛋白体增多，胞质嗜碱性、染色加深，有时细胞内可产生黏液、脂质、糖原和色素等特异性物质。

空泡变异：恶性肿瘤细胞质内常有变性的空泡及包涵体。腺癌细胞较为突出，常可融合成一个大空泡，将核挤向一边，形成印戒样细胞。

吞噬异物：有的癌细胞可吞噬异物，如血细胞、细胞碎片；有时可见癌细胞内封入另一癌细胞，称为封入细胞或鸟眼状癌细胞。

（3）核质比失调。癌细胞核显著增大，导致核质比增大，比例失调。癌细胞分化越差，核质比失调越明显。核质比失调也是恶性肿瘤细胞异常的主要特征之一。

（4）细胞群改变。恶性肿瘤细胞有成团脱落的倾向，在涂片中见到成团的肿瘤细胞对恶性肿瘤的诊断具有确定意义。

起源于上皮组织的恶性肿瘤称为癌，具有上皮组织的特点。涂片中除见单个散在癌细胞外，尚见成团脱落的癌细胞，常成巢排列。癌细胞团中，细胞形态、大小不等，排列紊乱，失去极性，互相挤压，可呈镶嵌或堆叠状。

起源于间叶组织的恶性肿瘤称为肉瘤，涂片中肿瘤细胞相对一致，散在分布，无成巢倾向。

（5）涂片中常见较多坏死碎屑及红细胞，系恶性肿瘤易发生出血坏死之故。若继发感染，尚可见到数量不等的中性粒细胞。

2. 癌细胞的起源与形态特征

癌是最常见的恶性肿瘤，主要有鳞状细胞癌、腺癌、未分化癌 3 种类型。

（1）鳞状细胞癌简称鳞癌，起源于鳞状上皮或柱状上皮鳞状化生后癌变，又分为高分化鳞癌和低分化鳞癌两型。

高分化鳞癌：以表层细胞的癌细胞为主。癌细胞较大，常单个散在或数个成团，多数癌细胞形态呈多形性，如方形、梭形、多角形、纤维形等；胞质丰富，胞质内有角化，染成红色；胞核粗糙而染色加深，呈墨汁状，畸形明显，核仁不明显；核质比变化不明显。成团脱落的癌细胞互相嵌合，细胞间边界较清楚。

低分化鳞癌：以中层和底层的癌细胞为主，多为圆形或不规则形，散在或成团分布。成团脱落的癌细胞呈堆叠状，胞质较少，嗜碱性，无角化；胞核居中，畸形，染色质呈粗颗粒状，分布不均，有时可见核仁；核质比增大。

（2）腺癌起源于腺上皮或由柱状上皮细胞恶变而来。根据分化程度，分为高分化和低分化两种类型。

高分化腺癌：癌细胞体积较大，呈圆形、卵圆形，可单个脱落，也可成排、成团脱落，成团脱落时呈腺腔样结构；核大，染色质丰富，呈粗块或粗网状，核膜不规则，但染色加深、畸形均不及鳞癌明显，常见 1~2 个增大的核仁；胞质丰富，略嗜碱性，胞质内可见呈透明状的黏液空泡，有的空泡很大，将核挤压于一侧呈半月状，形成印戒样细胞。

低分化腺癌：癌细胞体积较小，胞质少，嗜碱性，少数癌细胞胞质内可见细小透明的黏液空泡。胞核呈圆形、半月形或不规则形等，畸形明显；染色质明显增多，呈粗块或粗网状，分布不均，核膜增厚，可见明显核仁。成团脱落的癌细胞胞质边界不清，胞核位于细胞团边缘，致边缘细胞隆起，使整个癌细胞团呈桑葚状。

（3）未分化癌是各种组织发生的分化极差的癌，从形态上难以确定其组织来源。

大细胞型未分化癌：癌细胞单个存在或成团。癌细胞体积较大，相当于外底层细胞大小，呈不规则圆形、卵圆形或长形；胞核较大，呈不规则圆形，染色质增多，呈粗网状或粗颗粒状深染，有的可见较大核仁；胞质嗜碱性。

小细胞型未分化癌：癌细胞体积小，呈不规则圆形、卵圆形；胞质少，略呈嗜碱性；核呈不规则圆形、卵圆形，畸形明显，染色极深。核质比明显增大，似裸核样。成团脱落的癌细胞间界限不清，易发生凝固性坏死，呈红染无结构颗粒状，其间散在异型性明显的癌细胞。

3. 放射治疗后细胞形态的变化

放射治疗（radiotherapy）是治疗肿瘤的重要方法，治疗后受照射部位的癌细胞及其周围正常细胞均可以发生改变，主要表现为分裂间期杀伤、丝状分裂期抑制或延迟、基因改变和染色体畸变等四个方面，可见细胞核增大、空泡变性、核碎裂和核溶解；细胞质内的细胞器空泡变性，溶酶体破裂释放出蛋白水解酶，导致细胞自溶。

（1）良性上皮细胞的放射性改变分为急性放射性改变和持续性放射改变。

急性放射性改变：①细胞增大，胞体可增大1倍以上，细胞因变形呈不规则形或蝌蚪形；胞核因空泡挤压呈肾形，偏位；核质比不大。②染色质同质化，染色淡，出现空泡，染色质被推向核膜，使核膜增厚、核碎裂溶解。③形成多核或核分叶等畸形。

持续性放射改变：细胞呈现核异质变化。胞核增大、染色质呈粗颗粒状、染色深，有时可见核内空泡；胞质呈多色性；有时细胞呈蝌蚪形或纤维形。

（2）癌细胞放射治疗后的改变主要为持续性改变。表现为胞核和胞质内出现空泡，核仁增大，也可有空泡变性。严重时可出现胞核同质化、核碎裂和核溶解等。

二、细胞学检验的基本技术

（一） 细胞学的标本采集的方法与质量控制

正确采集标本是细胞学诊断的基础和关键，所采集的标本能代表病变器官或组织的细胞群体，是细胞学诊断结果准确性和可靠性的前提。不同的部位，标本采集方法也不同。

1. 细胞学的标本种类与采集方法

细胞学标本分脱落细胞标本、刮擦细胞标本和细针穿刺细胞标本3类。

（1）脱落细胞标本。脱落细胞是指正常或病理情况下，从上皮表面自然脱落下来的细胞。其采集方法包括以下内容：

咳出：如痰液。晨起后漱口将咳出的陈腐痰弃去，深呼吸后咳出肺深部的痰，收集到标本盒中。

排泄或导尿：如尿液。一般留取一次全部的尿液，收集尿液中脱落的泌尿道细胞成分。

挤压：如乳头分泌物。顺乳腺导管挤压乳腺，收集乳头溢液，用于乳腺癌细胞学检查。

（2）刮擦细胞标本。指通过物理刮擦作用取得的细胞标本。其采集方法包括以下内容：

刷取：对于食管、胃、支气管、结肠等部位借助内镜在病灶处直接刷取标本。

刮取：如用刮板自乳头、皮肤、子宫颈表面刮拭并取得标本的方法。

灌洗：用生理盐水溶液冲洗所得的液体。如向空腔器官或腹腔、盆腔（剖腹探查时）灌注一定量生理盐水冲洗，使其细胞成分脱落于液体中，收集灌洗液离心制片，进行细胞学检查。

（3）细针穿刺细胞标本。通过穿刺吸取或非吸取法，从充满液体的器官或实质性器官中采集细胞标本。如对于胸腔、腹腔、心包腔及关节腔积液，可用穿刺针抽吸部分积液进行细胞学检查。此外，某些组织器官，如淋巴结、甲状腺、软组织、肝等亦可进行细针穿刺吸取部分细胞进行涂片诊断。借助内镜技术经直肠、阴道、胸腹腔穿刺采集标本等。

2. 质量控制

（1）标本采集时要准确选择部位，一般应在病变区直接采取。

（2）采集的标本必须保持新鲜，尽快制片，以免细胞自溶或腐败。

（3）尽量避免血液、黏液等干扰物混入标本内。

（4）采集方法应简便，操作轻柔，以减轻患者痛苦，防止严重并发症的发生和肿瘤扩散。

（二） 细胞学的涂片制备与质量控制

1. 直接涂片

（1）涂抹法适用于较黏稠的标本，如鼻咽部标本。用棉签在载玻片上涂布，由载玻片中心经顺时针方向外转圈涂抹；或从载玻片一端开始平行涂抹，涂抹要均匀，不宜重复。

（2）拉片法适用于黏稠标本，如痰液。选取带血或灰白色痰丝置于载玻片上，用另一张载玻片压在上面，使之重叠，痰丝散开，然后向一侧抽拉上面的载玻片，边压边拉，获得两张涂片。

（3）喷射法用配有细针头的注射器将标本均匀地喷射在载玻片上。适用于用细针吸取的各种标本。

2. 印片

将切取的病变组织用手术刀切开，立即将切面平放在载玻片上，轻轻按印。此方法为活体组织检查的辅助方法。

3. 浓缩涂片

（1）推片法将标本低速离心（2500 r/min 离心 5 min）后取沉淀物推片，方法同血涂片制备。适用于稀薄的标本，如尿液、浆膜腔积液等。

（2）液基法指液基细胞检测技术，是一种半自动或全自动标本处理技术。将刷取或灌洗法采集的标本，放在特殊的细胞保存液中，制成悬液，经涡旋振荡使采集器上的细胞进入容器内，然后离心，除去非诊断性的黏液、血液、过多的中性粒细胞和红细胞，在载玻片上形成直径为 15~20 mm 的薄层细胞涂片。该法主要用于子宫颈细胞学检查。其优点：①几乎保留了取材器上所得到的全部标本；②避免了细胞过度干燥造成的假象；③涂片中细胞分布均匀、分布范围小、背景清晰；④降低了标本的不满意率；⑤病变检出率高。

4. 质量控制

（1）标本新鲜，取材后尽快制片。

（2）载玻片要清洁无油渍，新玻片先用 1 mol/L HC1 浸泡 24 h，再用清水冲洗，干燥。

（3）操作：①要轻巧，避免挤压以防止损伤细胞。涂片均匀，厚薄适度。太厚细胞堆叠，太薄细胞过少，均会影响诊断。②含有蛋白质的标本可以直接涂片；缺乏蛋白质的标本，涂片前在载玻片上先涂一层薄黏附剂。常用的黏附剂有甘油和生鸡蛋蛋清等量混合制成的蛋白甘油。也可在沉淀的标本中加 1 滴血清，以增加黏附性。③每位待检者的标本至少涂片 2 张，以避免漏诊。涂片后立即在载玻片一端标上编号。

（三） 细胞学检验的固定

固定的目的是保持细胞自然形态，防止细胞自溶和细菌所致的腐败。固定液能沉淀和凝固细胞内蛋白质和破坏细胞内溶酶体酶，使细胞保持自然形态，且结构清晰，易于着色。因此，标本越新鲜，固定越及时，细胞结构越清晰，染色效果就越好。

1. 固定液

细胞学检查常用的固定液有以下几个种类：

（1）95%乙醇是常用的固定液，制备简单，固定后细胞核保存较好，结构清晰、颜色鲜艳，适用于 H-E 染色和巴氏染色，尤其是大规模防癌普查。但渗透性稍差。

（2）乙醚乙醇固定液为 95%乙醇与等量乙醚的混合液。该固定液渗透性较强，固定效果好，适用于巴氏染色或 H-E 染色。但由于乙醚易挥发，有毒性，已被乙醇固定液所代替。

（3）甲醇固定效果好，结构清晰，常用于瑞特染色、免疫组化染色和自然干燥涂片的预固定。

（4）氯仿乙醇又称卡诺固定液。由无水乙醇 60 mL，三氯甲烷 30 mL，冰乙酸 10 mL 配制而成，穿透力强，固定效果好。缺点是试剂价格较贵，配制相对复杂，一般只用于有血的标本和一些特殊染色。

2. 固定方法

（1）带湿固定：涂片后标本尚未干燥即进行固定的方法称带湿固定。此法固定细胞结构清楚，染色新鲜。痰液、阴道分泌物及食管刷片等较黏稠的标本常用此法。

（2）干燥固定：涂片后待其自然干燥，再进行固定。适用于稀薄标本，如尿液、浆膜腔积液等，也适用于瑞特染色和吉姆萨染色。

3. 固定时间

一般为 15~30 min。含黏液较多的标本如痰液、子宫颈刮片等，固定时间要适当延长；不含黏液的标本，如尿液、浆膜腔积液等，固定时间可酌情缩短。

（四） 脱落细胞学检查的染色方法

脱落细胞学检查常用的染色方法有巴氏染色、H-E 染色、瑞特和瑞-吉复合染色。阴道脱落细胞学检查常用巴氏染色和 H-E 染色，其他组织涂片一般用瑞特或瑞-吉复合染色。

（1）巴氏染色法原理：细胞质主要成分是蛋白质，由于所含蛋白电荷性不同，可与带负电荷的酸性染料橘黄、伊红、亮绿等结合，染成橘黄色、粉红色、绿色、蓝绿色等丰富的颜色。细胞核主要成分是脱氧核糖核酸，可与带正电荷的碱性染料苏木精相结合，染成紫蓝色。由于染细胞核的苏木精为水溶液，染细胞质的橘黄、伊红、亮绿等均为乙醇溶液，故染核时应先进行加水处理，染胞质时需先进行脱水处理。

（2）H-E 染色法原理：同巴氏染色法，细胞核染成紫蓝色，细胞质染成粉红色。

（五） 细胞病理学诊断程序

细胞病理学诊断是一个复杂的过程，影响因素很多。由于细胞脱落后的变化，以及制片过程中人为因素所致的改变，有时会给诊断带来一定难度。因此，只有阅片时仔细观察全片，全面、客观地分析所发现的问题，才能得出准确的结论。

1. 检验的原则

（1）核对资料：应该严格核对送检单与涂片，仔细阅读送检单上填写的所有资料，尤其是临床体征，详细了解临床基本情况，以便结合细胞的形态特征及临床表现，做出准确客观的诊断。

（2）阅片原则：要认真、耐心、细致，严格按规定程序观察涂片。初筛时应以低倍视野为主，使用推进器从左至右或从上而下，按一定顺序观察整张涂片内每一个视野，首先观察涂片内各种细胞成分，发现异常细胞成分时，再换油镜仔细观察。对具有诊断意义的异常细胞，应用标记笔在其左右或上下方做出标记，或用圆圈标记，以利于进行复查、教学和研究。

（3）注重临床：必须与临床相结合，包括患者一般情况、临床表现或其他检查结果、临床诊断、是否做过手术、病理检查及治疗等。

（4）高度负责：对患者要认真负责。对标本无把握做出诊断时应反复取材检查，客观进行诊断。

（5）诊断要领：切实掌握正常细胞、良性病变细胞和恶性肿瘤细胞的形态特点，包括细胞数量、细胞核的特征、细胞质的特征、核质比。由于癌细胞一切形态特征都是相对的，有时良性病变中个别细胞酷似癌细胞，但从群体来看则较易鉴别。检验人员需要依据涂片上的细胞数量、分布、大小和形态、细胞核和细胞质特征、涂片中的背景成分等进行综合性分析，并结合取材部位对具有诊断意义的异常细胞做出判断。涂片中若出现坏死物质，应首先考虑癌的可能，在癌性坏死物中或其周边常残存固缩的癌细胞核；其次考虑为结核，其坏死彻底，坏死物周边可发现多核巨细胞或上皮样细胞。在无充分把握的情况下，不可轻易下阳性的肯定诊断，应对所见成分进行描述，或进行可疑、高度可疑报告，或建议重新取材检查等。

（6）复查：对疑难病例，请有经验的检验人员对涂片进行复查或会诊，是细胞诊断质量管理体系的一个重要措施。如遇以下问题必须复查：①涂片中发现可疑细胞，难以做出明确诊断；②涂片中坏死细胞过多或细胞成分太少；③细胞学检查诊断与临床诊断明显不符；④按细胞学诊断治疗，病情无明显好转或反而恶化；⑤诊断明确，但病情突然明显恶化。

（7）随访：加强与临床的联系，对细胞学诊断阳性或出现异常的病例，要进行定期随访，以达到早期诊断、及时治疗的目的。

2. 诊断的方法

（1）直接法对有特异性细胞学特征、较易确诊的疾病可直接做出诊断，如脂肪瘤等。

（2）分级法为临床上最常用的细胞学诊断报告方式。用分级方式来表示细胞学检查发现的变化，可真实客观地反映细胞学所见。

第四章 卫生检验与检疫技术

第一节 环境污染与人体健康的关系分析

当前，全球环境污染形势严峻，其中又以发展中国家最为典型。世界卫生组织（WHO）表示，中国每年由环境及其相关因素引发的疾病负担为 21%，而人类 80%~90% 癌症与环境因素有关。因此，研究环境污染，特别是各种环境污染因子对人体的影响具有重要意义。

一、大气与人体健康的关系

2005 年，WHO 在新修订的全球大气质量基准（AQG）中提出了全球 4 项主要大气污染物：大气颗粒物、SO_2、NO_2 以及 O_3。大气污染已成为影响人体健康的主要危害因素之一，也是环境污染损失评价中难度最大、最具争议性的一个研究热点。

（一）大气颗粒物与人体健康

（1）PM2.5。PM2.5 主要损害呼吸系统和心血管系统，其可沉积在整个呼吸道，特别是小气道和肺泡，导致咳嗽、哮喘，呼吸困难、降低肺功能、患慢性支气管炎等，对老人和小孩等的作用尤为明显。PM2.5 浓度与健康损害作用呈线性相关，PM2.5 每升高 10 $\mu g/m^3$，心血管疾病死亡率、肺癌死亡率和总死亡率分别升高 6.00%、8.00% 和 4.00%。

（2）PM10。PM10 浓度的增加也与疾病的发病率、死亡率密切相关。与 PM2.5 不同，PM10 主要沉积在上呼吸道，其浓度每增加 10 $\mu g/m^3$，全死因、心血管疾病和肺癌死亡率风险分别增加 14%、26% 和 37%。

总体而言，PM2.5 和对人体危害主要表现在易引发呼吸道疾病，而 PM10 主要引起炎症和降低免疫力等。

（二）大气化合物与人体健康

NO_X、SO_2 和 O_3 等大气化合物也能对人体健康产生巨大的危害。NO_X 中 NO_2 能影响肺泡内的巨噬细胞，从而破坏肺泡。SO_2可增加室性心律失常的发生率。O_3可促进呼吸系统死亡，浓度每增加 10 ppb，死亡率增加 1.040%，但是较其他空气污染因子，对心脏性死亡影响作用小。

二、水与人体健康的关系

水是人体发生化学反应的介质，人类 80% 的疾病和 50% 的儿童死亡率都与饮水水质不良有关。水环境污染物对人体的毒性作用详见表 4-1。

表 4-1　水环境污染物对人体健康的危害

水环境污染物	人体毒性作用
镉	引起"骨痛病"
砷	降低砷甲基化能力而引发中毒
汞	破坏神经系统、口腔消化系统，可导致脑损伤和死亡
铅	危害神经、肾脏、心血管和内分泌等多个系统
氰化物	阻断呼吸链中 Fe^{3+} 传递，致细胞窒息死亡
氨	结合血红蛋白，破坏运氧功能
酚	引起皮疹、食欲不振、贫血、呕吐、腹泻以及精神不安等各种神经系统症

恶性肿瘤、脑血管病和心脏病中 90% 的癌症由化学致癌物引起，而饮水是重要的途径之一，水体质量每下降 1%，消化道癌症发生率提高 9.7%。国内外很多研究也证实了供水水体中的有机污染物具有遗传毒性。

三、土壤与人体健康的关系

土壤污染包括重金属、持久性有机化合物、农药和化肥施用等方面，主要通过污染农产品由食物链进入人体产生危害。

重金属移动性差、滞留时间长，不能被微生物降解，主要可通过消化道、呼吸道等途径进入人体，随着累积量增加，人体毒性逐渐显现。超剂量土壤重金属则对人体造成严重伤害，如汞过量引起的水俣病。

持久性有机污染已成为全球八大环境问题之一。食用有机污染食品可能导致如过敏、免疫系统和生殖器官受损等症状，更严重的如生物难降解有机质，会通过食物链进入人体，具有"三致"作用和不可逆性。

双对氯苯基三氯乙烷（DDT）等大部分农药不容易被降解，土壤残留率非常高，而农药和化肥中的有机磷农药（OPs）具有生殖毒性。长期接触低剂量的 Ops 也可改变精液染色质结构，且约 75% 精液样品为低受精能力，DNA 破碎指数 >30%，较对照平均水平高

20.1%。

四、物理性污染与人体健康的关系

物理性污染是由光污染、噪声、电磁辐射等物理因素引起的环境污染。光污染主要引起视力下降、诱发疾病、影响心理健康等方面，长时间在白色光亮污染环境下学习和工作，其白内障发病率高达45%。噪声能通过引起心率改变和血压增高导致心脏病发病率增加，还能使儿童智力发育缓慢、使胎儿畸形。电磁辐射是必须控制的主要污染物，电磁辐射能显著增高白血病患病率；长期使用手机将增加患脑瘤的概率；孕妇每周在电脑环境下工作20小时以上，流产率提高2倍。

第二节　公共场所卫生监督管理策略

随着我国文明化社会进程的加快，人们对公共场所的卫生问题也格外关注，从人们的必需品到生活环境都有了更高的要求。但是，我国的公共场所卫生监督管理工作中还有很多问题存在，这些不仅与监督工作和人们认识不到保护卫生环境的重要性有关，还与相关卫生场所的监管不力有关。因此，只有把这些问题解决好，才能保证我国公共场所的管理工作更好地开展，促进卫生管理工作的长远发展。

公共场所是指人们社会活动的各种场所，它包含工作、学习、文化、娱乐、休息等方面，同时公共场所是反映一个国家、民族经济发展状况和精神文明的窗口。并且，公共场所平时会聚集大量的流动人口，为人们的生产、生活发挥了重要的作用，代表着一个城市的精神文明。公共场所的种类有很多，如人们休闲娱乐的广场，买东西的购物场所，住宿的酒店场所等，对人们生活的方方面面都发挥着作用。所以，公共场所卫生管理工作，是保障人们健康生活的基础。公共场所是人们休闲娱乐的地方，平时会有大量人群聚集，而且人口流动性很大。如果卫生情况不好，就为疾病的产生和传染创造了条件，特别是会造成传染性极强的疾病大规模暴发。因此，提高对公共场所的卫生监督管理工作就显得十分重要，它不仅可以保障人们的健康生活，还代表着城市与外界交流的面子，代表着一个城市的形象。

一、公共场所卫生监督管理中存在的问题

（1）经营单位的工作人员对卫生安全的知识观念淡薄。随着社会经济的不断发展，人们越发地追求更好的生活，寻求更好的服务，所以很多的服务性行业产生了。但是，服务性行业为了追求更高的经济利益，往往会雇一些水平不高的人来为他们工作。并且服务人

员的频繁更换导致不能对他们进行系统的卫生安全培训，给公共场所的卫生问题造成了严重的损害。为了满足人们对于生活的要求，大量的公共场所产生了，这对于卫生管理人员来说是一个大工程。没有足够的资源和人力进行监督，使得一些服务性行业产生了侥幸心理，开始不重视日常生活中的卫生管理工作。很多服务性行业的管理人员，对卫生安全缺乏概念，在平时经营中没有应对措施，以致出现了一系列危害公共场所卫生安全的问题，严重干扰了公共场所的卫生监督管理工作。

（2）卫生管理人员不足。随着社会经济的发展，产生了大量的公共场所，加大了公共场所的卫生管理工作。首先，管理人员不够，因此为了监督好每个公共场所的卫生问题，有限的管理人员都分到了好多的任务，由此出现的问题就是，对卫生的管理工作不到位，影响了卫生管理工作的质量。其次，卫生管理人员在工作时专业素质不够，在新闻中经常看见执法人员打骂不合理商贩的情况，使得民众普遍认为管理人员的态度不好，从而不会认同他们的管理，严重影响卫生管理工作的效率。最后，公共场所的卫生管理人员需要每天奔波，消耗了大量精力，使得好些人对这份职业很畏惧，造成了没人愿意担任这一职位的现状，以致为了保证公共场所的卫生管理工作能够进行，只能降低招聘标准，选聘很多专业素养不高的人。总之，在公共场所的卫生管理工作中，要不断完善卫生管理人员的素质，选聘充足的人员，提高公共场所的卫生管理工作质量。

二、公共场所卫生监督管理问题的解决措施

（1）完善相关的法律制度。生活中的卫生管理工作，为相关法律制度的完善提供了建议。一项完善的法律法规，是更好地进行卫生管理的依据。将在公共场所中可能出现的问题都加入法规中，可以保证管理工作更好地开展，使公共场所的监督管理做到有法可依、执法必严、违法必究，起到震慑人心的作用，从而使人们能够自觉地维护公共场所的卫生安全，促进公共场所卫生管理工作的长远发展。

（2）加大宣传力度，提高经营管理者的安全意识。公共场所的管理人员要加大对于卫生安全的宣传力度，使人们能够了解到卫生安全的重要性。尤其是公共场所的服务性行业，如果没有较强的卫生安全意识，会影响人们的健康生活。卫生管理人员应开展不定期的宣传活动，通过媒体的形式，提高经营单位对卫生安全的认识和了解，并更好地参与到卫生安全管理工作中，从而提高公共场所卫生管理工作的效率。

（3）提高公共场所卫生管理人员的素质。在对公共场所的卫生管理人员进行选聘时，不能一味地追求工作效率，要注重工作质量。因此，在招聘时，要选择高素质的管理人员，使卫生管理工作能够被大家认可。此外，政府要加大对卫生管理部门的人力、物力、资金的投资，保证卫生管理工作能够有质量、有效地开展。

综上所述，公共场所在人们的生活、生产中发挥着重要的作用，做好公共场所的卫生

监督管理工作，可以使人们更加健康、便利地生活。因此，我国政府要保证公共场所的卫生管理工作很好地开展，并通过相关的法律措施，强化人们对于卫生安全重要性的意识，促进我国文明社会的发展。

第三节　卫生检验与检疫技术实践教学模式

卫生检验与检疫技术专业是一个实践性很强的专业，对学生来说，更强调职业能力的培养。其培养目标除了要求学生掌握丰富的理论知识外，还必须具有娴熟的实践操作技术和创新能力，以适应今后工作的需要。但是，由于受传统的教学模式和教学条件的影响，不够重视实践教学，存在重理论、轻实践等许多问题。

一、实践教学中存在的问题

（1）实验教学内容无系统性。卫生检验与检疫技术专业开设《食品理化检验》《水质理化检验》《空气理化检验》等专业课程，其中有许多实验是重复的，如铅的测定，在食品检验中要测定，在水质检验中也要测定，在空气检验中也有这个内容。如果选择同一种检测方法，学生就会产生厌烦情绪，浪费了时间和教学资源。

（2）理论与实践脱节。传统的教学模式是先在课堂上讲授理论知识，然后在实验室做实验。理论没有结合实践。有些课程的理论教学与实验教学不是同一个老师上课，讲的内容完全不同，开设的实验也大多为理论验证性实验。传统的教学模式已不利于培养学生的创新思维和动手能力。

（3）综合性实验少。学生只参与实验的一部分，由于实验课时少，教师在实验前已经做好了一切实验准备工作，如样品的采集、试剂的配制、样品的预处理、仪器安装和校正、设备的准备等。在实验教学过程中，学生只需要按照实习指导加几种试剂，待显色后比色就完成实验了。这种实验教学模式必然导致学生的操作能力和综合能力不足，使学生缺乏创新意识。

（4）实践体系考核不完善。一门课程的最后考核，主要依赖于理论考试的成绩。实验考核的分数占比很少。另外实验考核方法不科学，很难对学生的实验情况做一个较准确的量化考核。所以学生对实验教学也不够重视。

（5）实验采用大班教学。卫生检验与检疫技术专业用到的大型仪器较多，由于实验条件限制，不少实验是以演示为主，有时实验分组后，每组学生人数也较多，动手操作的机会较少，导致有不少学生不做实验，只看不动手。这些学生到最后连进行吸液操作都很困难，动手能力不强。

二、实验教学的创新模式构建

为了提高教学质量，克服上述问题，卫生检验专业实践教学体系在原有的基础上改进了实验教学内容、方法和手段，构建实践教学新模式。具体内容如下：

（1）优化实验教学内容。有机地整合实践教学内容，对专业课程开设的实验进行调整，不开设重复实验，对内容陈旧、方法落后的实验给予删除，并开设创新性、综合性实验，培养学生的实践能力和创新能力。综合性实验由指导老师给出数个相关的小课题，并提出相应的实验目的和要求，让学生自己组队，完成实验方案设计。如食品检验课程中某一项指标的检验，采用任务驱动教学方法：教师下达检验任务→学生采集样品→制定检验方案→修改、确定检验方案→试剂的配制→样品预处理→检验操作→数据处理→检验报告→检验总结。在实验过程中，每组学生按照自己设计的实验方案分工合作进行实验。每个同学都有工作任务，这样可以培养学生的团队协作精神，同时也极大地提高了学生的自主意识和自理能力，充分调动了学生的学习积极性，提高了学生的实践能力、创新能力。

（2）采用"教学做一体化"的教学模式。为了使理论与实践更好的衔接，将理论教学与实践教学在单元教学时间里融为一体。"教学做一体化"的教学模式在教学过程中把课堂教学转向工作情境，课堂由以教师为主转向以学生为中心，在课程教学环节中，以提高学生学习兴趣、促进学生积极思考与实践、提高学生职业能力为目的，有针对性地采取多样化的教学方式和训练方法，如采用案例分析教学法、情境教学法、讨论式教学法、任务驱动教学法、启发式教学法等。为主要的专业课程如《空气理化检验》《水质理化检验》《食品理化检验技术》《食品卫生微生物学检验技术》编写了项目化教材，以项目为导向，把理论教学与实践教学结合起来。其优点是理论与实践更加紧密，边讲边做，学生容易理解。其次可以节约时间，有些实验，如砷的测定，加无砷锌粒后反应需要时间，利用这些时间讲一些理论知识、实验的注意事项等，可以充分利用实验时间。从教学效果上看，学生的学习兴趣浓厚，积极性高涨，充分挖掘出学生的创新能力和自我学习能力。

（3）构建突出职业能力培养的"采、检、判、控"能力型课程。改革现有实验课，围绕"检验标本采集处理能力""检验项目检测操作能力""检验结果判断分析能力""检验实验室质量控制能力"，构建突出职业能力培养的"采、检、判、控"能力型课程，将学科型课程转为作为职业起点的能力课程。在实验教学中，让学生自己去采集空气、水样、食品样品，随后自己选择方法，配制试剂，进行样品的前处理，分析检测结果报告。让学生参与实验的全过程，能锻炼学生的综合实践能力，也提高了学生做实验的积极性，有利于提升教学质量。但是每次都让学生参与实验全过程也有缺点，如实验试剂浪费较多，有些学生没配好试剂，重配增加了教学支出；实验需要时间长，课程很难安排。本校的做法是每一门核心课程开设 3~4 次综合性实验，使学生基本上能掌握样品的采集、样品前处理、试剂配制等实验准备工作。有时分组轮流进行实验准备，老师在旁边指导，由学生准备实验。通过综合训练后，学生的综合能力大大加强，也激发了学生的学习兴趣和主动参与意识。构建突出职业能力培养的"采、检、判、控"能力型课程体系，能提高卫生检验与检疫技术专业学生的综合能力。

（4）建立实验教学质量监控体系。实践教学体系包括实践教学目标体系、实践教学内容与方法体系、实践教学评价体系和实践教学保障体系。实践教学目标体系：按照培养目标，确定综合实践能力"为职业基本素质+职业基本技能+职业综合技能"。实践教学保障体系：实训（实验）教学大纲、教材、卫生检验与检疫职业技能考核标准，实践经验丰富的高素质实践教师团队，以及完善的校内外实训基地和较完善的长效管理机制。实践教学内容与方法体系：技能操作课程、综合技能课程、见习、毕业实习、社会实践。采取阶梯递进式、"教学做一体化"的实践教学方法，使学生在职业环境中逐渐强化职业能力。实践教学评价体系：平时重视实验报告撰写、职业态度考核、技能考核。实习前进行卫生检验综合技能考核。在实践教学过程中，特别强调实验教学的考核，每次实验都给予分数，并都有以实验结果为依据的评分标准。有时采用自配样品，如水样中加入一定量的被测物质，让学生分析样品中的含量。如果测出结果不符合要求，要求学生重做实验。这样促使学生重视实验，生成实验报告也比较完整、整洁，并能认真地做好每次实验，确保实践教学质量。

（5）实验采用小班化教学。采用小班化教学，实验室安静了，学生也容易管理了，学生能独立操作，又能增加操作机会，还可以缓解学校实验仪器在数量上的不足。同时开放实验室，由专业教师轮流值班指导，教学质量明显提高。

第五章　药学检验技术

第一节　药品检验的相关技术

从规范性学理分析的角度展开阐释，药品检验活动的本质，就是在严格且充分地遵守和践行我国药品产业领域现行法律法规条文体系的实践背景之下，基于我国药品产业领域现有标准性和安全性指导标准的干预和控制，组织开展针对具体药品制剂的生产质量因素、主要化学物质成分组成结构因素、临床应用机理安全性因素、临床市场应用过程中可能引发的不良反应因素，以及实际具备的基础性能因素展开系统化和规范化的检验和确认。

在现有的临床医学、药学事业的历史性实践发展背景之下，《中华人民共和国药典（2020 版）》，是一切药品检验活动在具体组织开展过程中应当遵循的基础性参考标准。近年来，伴随着我国西医、西药领域新药研发工作繁荣有序的开展，药品检验工作在保障和提升药品生产工作的质量性水平、验证和提升新药临床应用安全性水平方面所做出的重要贡献，正在引起相关领域从业人员的广泛关注，创造并获取了较为充分且可靠的经济性影响效应及社会性影响效应。

药学中药品检验的相关技术有要有以下方面：

一、热分析技术

热分析技术主要指的是利用程序控温（如恒温、等速升降温等）来测量物质的物理化学性质和温度关系的一项技术。运用此项技术能够分析与研究在升降温过程中物质所出现的物理、化学变化。该项技术具有灵敏度高、操纵简便、快速等优点，可以检测微量试样，也可以联合其他分析方式一同使用。通过利用该技术来分析在加热或冷却药物过程中所出现的物理或化学变化，能够给药物分析提供可靠的力学参数，从而为研究药物的物理、化学性质，以及选择药物剂型提供可靠的参考。一般来说，热分析技术主要有以下三种：

（1）热重分析。结合实际来看，热重分析是热分析中一项常用技术，它先利用计算机程序将温度控制在要求范围内，然后计算此时物质重量和温度的比例，之后再多次调整温度开展测量，从而得到不同温度下物质重量变化关系。热重分析中如果以重量作为纵坐标，而温度是横坐标的话，可以建立起一条热重曲线。简单点说，热重曲线实际就是记录物质重量在惰性气流下因为挥发性杂质消失而造成减少。另外，热重分析还有一种专用仪器，它由不受温度影响的微量天平构成并安装在升温烘箱内。

（2）差热分析。在同时加热供试品和热惰性参比物情况下，如果供试品产生某种化学或物理变化，其所产生的热效应会导致供试品和参比物间出现温差。而在程序控温情况下对二者间的温差和温度的关系进行测定的一项技术就是差热分析。差热分析仪可以根据特定速率线性升温自动控制，且具有两个条件相同的空腔加热块，将其放到封闭的烘箱当中，并将惰性气体同入其中，维持受热环境、热法宁气体以及压力的稳定。在实际试验过程中，往两个空腔中分别放入参比物与样品，参比物通常选用的是空的称样器皿、氧化铝、沙石以及玻璃球等能够在测量温度区间内保持热稳定的物质。此外，还应当将电热偶分别放置在两个腔内，一旦加热块温度上升，因为参比物和样品的热容量不同，所以两个腔的温度也有差别，即在没有进行热转换过程中，二者温度差一直相同，一旦达到热转换温度，如热容量下降即出现放热反应，反之则是吸热反应，根据参比物和样品间的温度和温差进行绘图，即 DTA 曲线。

（3）差示扫描量热分析。差示扫描量热分析主要是指对输给供试品和参比物热量差和温度间的关系进行测量的一项技术。在差热分析过程中，主要是以温度变化时样品和参比物热量变化来对样品温度进行作图，但是，在差示扫描量热分析中则主要是以此样品和参比物温度相同时所需要能量的实际差异和样品的温度来进行作图，其无论是在准确程度还是精密程度上，都要优于差热分析法。在该种方法所使用的仪器中，分别将样品和参比物固定在各自的加热器与温度传感器上，实现热互相隔离，向支架中的金属小盘上放置样品和参比物，不断升高温度，当样品熔融或挥发时，要想维持二者温度相同，需要耗费不同能量。在差示扫描量热分析的图谱中，温度用横坐标表示，热量差用纵坐标表示，峰面积代表样品转换能，正峰与负峰分别为吸热峰与放热峰，峰面积与焓成比例。

二、化学分析技术

化学分析技术包括沉淀滴定法和络合滴定法，在对药品的钙盐、镁盐等含量进行检测时大多会选择络合滴定法中的直接滴定，而对氯化钠注射液进行含量检测时则会选择沉淀滴定法。氧化还原滴定法也是药品安全检测中常用的一种检测方法，因其具有一定的特点，所以在药品安全检测中有着明显的优势，在滴定分析过程中还包括碘量法、溴量法以及高锰酸钾法等。在对安乃近、乙酰半胱氨酸以及维生素 C 等药品进行测定时，因其可以直接与 I_2 发生反应，并且反应速度较快，通常会选择直接碘量法开展药品安全检测工作，但是因为药品还原能力存在一定的差异，所以要根据药品的还原能力选择在弱酸或者弱碱的溶液中进行检测；一部分药品中含有还原性物质成分，则选择间接碘量法；在对 $FeSO_4$ 原料药的进行含量检测时，则选择高锰酸钾法，但这仅仅是针对 $FeSO_4$ 原料药的含量检测，并不能对 $FeSO_4$ 制剂进行测定；对双嘧达莫、羟甲司坦片、注射用异烟肼等药物进行检测时，可以选择溴量法，通过 Br_2 的氧化作用对这些药物中的二氧化硫等物质进行确定，同时还可以对酚类以及芳胺类化合物进行直接检测。

第二节　药品检验对药品质量进行控制的方法

随着我国经济水平的高速发展，人们对健康重视度提高，对医疗水平的要求不断提高，不断推进医疗水平的发展。为了人们的基础治疗权益，医疗改革针对护理、药品等领域进行全方面的把控，旨在更加契合时代发展的要求。药品作为临床诊治的主要组成部分，其质量的好坏直接影响治疗有效性，随着临床药品不断增加，临床因药品质量问题导致的医疗事故越来越多，药厂对药品质量的重视度不断提高。我国药品管理处于探索阶段。考虑我国国情的特异性，药厂对药品质量的管理应结合患者需求、社会导向及经济发展等综合因素，管理系统化涉及范围广泛，临床实施无规章可遵循，都导致药厂的药品管理实施难度较高。随着药厂医疗改革的不断推进，社会支持成为开展药品质量控制的基础保障，充分提高了药品管理质量，整合经济效益及社会效益，切实保障患者的治疗权益。

一、药学中药品检验对药品质量管理的现状

药厂药品管理多进行常规的药品检验，药厂工作专业性较强，具有极高的特殊性，临床检验采用特定的检验手段及检验方法对受检药品进行检测，主要测定药品是否符合临床应用的要求及药物成分的有效性等方面。随着临床技术水平的不断提高、药厂检验技术的不断发展，临床药品检验的时效性及质量不断提高，但是临床检验的质量影响因素较多，严重影响药品检验的质量及精准性，主要包括以下方面：

（1）药品检测系统化体系不健全：药厂药品管理不断更新，但药品检验没有与时俱进，系统化体系较为落后，临床检验无先进的技术支持，时效性较低，无法满足临床要求。

（2）检验质量医疗检验人员技术：检验人员的技能水平直接影响药品检验质量，人为因素的干扰会导致检验结果的偏差，药品检验结果无法直接反馈药品真实的质量水平，药品检验质量的客观因素较强。

（3）药厂对药品检验重视度不高：对检验工作资金无法给予全面的支持，导致临床检验仪器及设备过于落后，检验技术的差异直接导致临床检验结果的偏差，直接影响药品检验工作的实施。

二、药学中药品检验对药品质量的控制

（1）加强对药品质量的重视度，加强社会引导。既往药厂对药品质量管理力度不够，导致药厂药品检测流于形式。针对相关弊端因素，药厂应加强对药品质量的把控，提高药品检验人员的专业水平，培养药品检验人员的职业素质和严谨的工作态度，操作中严格按照操作流程开展药品检验工作，明确各环节检验的重要性及有效性；加强对药品检验工作的监管及把控，指定专业性的工作人员进行检验跟踪，督促检验工作的落实，实时对检验仪器进行保养及检修，确保检验仪器处于正常运转的工作状态，为药品检验打下坚实的基础；加强对药品合格质量标准的制定，针对检验中出现的问题及时进行补救，确保药物检验合理性及合格率。

（2）加强质量控制。于药品检验过程中加强，药厂对药品质量的重视度，将国家及临床诊治的要求作为药品检验的重要指标，严格按照国家药品使用相关规范进行生产及药品检验，提升药品检验质量；加强药品检验监督体系，切实保障药品临床应用的安全性及有效性，建立药品质量管理小组，加强对各个环节的监管，采用奖罚制度，对药品检验出现问题所涉及的人员进行通报批评，提高药品检验整体工作人员的素质。

（3）加强检验人员素质的培训及质量控制的宣传。药厂药品检验质量与检验工作人员技术具有相关性，技术人员的素质直接影响检验的质量。随着药厂对检验质量要求的提高、先进检验技术的融入、临床检验的设备不断更新出现，要求药品检验人员熟悉仪器工作原理及操作流程，熟练进行检验操作，加之药品种类的不断增加，无形中增加了检验人员的工作难度及强度，且临床操作对技术人员的要求也在不断提高。相关药厂应加强检验人员的技术培训，不断提高高素质人才的培养质量；应加强相关技术人员的培养，针对岗内的技术人员进行培训，加强人力资源的整合，提高药品检验技术人员准入标准，从临床药品检验基础出发，确保药物检验高效、有序地开展；培养检验人员的职业素质，针对技术人员临床操作流程进行统一培训，规避检验中人为因素对检验质量的影响，加强对药品质量重要性的宣教，加强检验技术人员对药品质量重要性的了解；完善科学、合理的管理体系，激发岗内技术人员的工作热情。

（4）科学化数据管理。确保药品样本数据的准确性，了解药品检验的目标，若药品样本本身存在问题，则检验没有意义。临床检验应确保药物质量，而采用科学、有效的途径获取检验样本，保障检验样本的特异性及完整性，不仅是提高检验质量的基础保障，也为科学化的管理体系提供基础保障。药品检验中会出现大量的检验数据，包括检验时间、环境、设备等相关资料，为了确保检验质量比对的可比性，临床应确保相关数据具有一致性，并对原始数据进行科学性分析，保障数据客观性，以提高临床药品检验的精准性。

（5）样本取样的科学性。药品检验的实施基础为药品取样，取样质量对药品检验具有极

大的影响，临床检验取样时应准备好取样的容器及工具，并对取样容器及工具事先进行洗涤等操作，避免污染样本。洗涤时应注意采用肥皂水进行操作，洗涤中应注意轻拿轻放，洗涤后用清水对容器及工具进行冲洗，确保无肥皂水残留，最后使用蒸馏水进行第三次冲洗；容器及工具冲洗后自然晾干，不要拭擦，以免影响冲洗质量；检验人员进行样本取样时应做好防护工作，严格按照操作流程进行，避免异物混入样本，影响药品检验结果；检验样本极易受到外部环境因素的影响，样本取样后应注意检验室内的湿度及温度的调节，加强对检验室环境的把控，以免影响检验质量。

（6）加强相关部门的监管及投入。随着药厂研发药品种类及数量的增加，药品检验质量要求不断提高，药厂及检验人员均面临了巨大的压力，但由于相关部门资金投入不足，导致药厂药品检验技术、设备及环境的落后。为了提高药品检验质量，应加强相关部门对药品检验的重视度，增加检验资金的注入，不断更新先进的药品检验设备，同时提高药品检验人员的福利待遇，激发药品检验人员的工作热情，调动检验的积极性，以确保药品质量控制得以全方位的发展。

综上所述，药品作为临床医疗重要组成部分之一，其质量可客观反映临床药品管理质量及医疗服务水平。为了确保患者诊治的有效性，加强药品质量管理，采用规范化、科学性的药品检验技术具有重要价值。药品检验影响因素较多，相关企业应加强对相关因素的把控，整合临床药品需求，严格按照国家标准开展药品检验工作，加强检验工作人员的整体素质，不断融入先进的检验技术，提高药品检验的安全性、时效性及准确性，切实满足临床药品治疗的需求。

第三节 药品检验用仪器设备性能验证及其技术标准

药品安全关乎国计民生，药品的研制、生产及检验等领域一直以来都是我国政府和全球各国政府监管最严格的重点产业之一。各国政府及药品相关国际组织，如世界卫生组织（World Health Organization，WHO）、人用药品注册技术要求国际协调会（the International Conference on Harmonization of Technical Requirements for Registration of Pharmaceuticals for Human Use，ICH）等，均制定了详尽而严格的监管法规、指导原则和技术标准，目的在于严格控制药品的安全性、有效性和可控性。药品安全性和有效性的评价必须以标准为依据，以数据为准绳。而仪器设备作为药品检验工作的重要工具和分析数据的重要载体，其优越的性能直接决定了分析数据的准确性、科学性和真实性。确保仪器设备的性能满足分析的要求，不仅是保证检验结果真实准确的重要前提，也是一项极具研究价值的科研课题。在经过多年摸索和探讨之后，仪器设备性能验证（简称性能验证）的概念和模式已经被多数国际权威机构和监管机构认同、实施。

一、药学中药品检验用仪器设备性能验证

关于仪器设备性能验证中的验证一词，美国药典（USP）和欧洲官方药品质量控制实验室（OMCL）等国外权威机构均使用了统一的术语 Qualification，而非容易造成混淆的 Validation（认证）和 Certification（确认），且统一规范使用了由 Freeman 和 Bedson 等提出的 4Q 模型，并依据各权威机构的要求进行了较为详尽的描述。4Q 模型是指从设计、安装、操作和性能等 4 个方面对仪器设备进行全过程的验证，即 4Q 验证，包括设计验证（design qualification, DQ）、安装验证（installation qualification, IQ）、操作验证（operational qualification, OQ）和性能验证（performance qualification, PQ）。

DQ 是指实验室基于仪器设备预期用途，对仪器设备的功能、操作标准和选择供应商标准做出规定，并留下记录的过程。在 DQ 阶段需要进行记录的内容主要包括：用户提出的仪器设备的技术参数，仪器设备应具有的功能，用户提出的技术参数与供应商提供的技术参数的比较表和供应商资质评价等资料。DQ 应由用户和供应商在采购活动前和采购活动中共同完成。

IQ 是指实验室通过实验确保仪器设备能够按照确认的规范正确安装和运行。在 IQ 阶段需要记录的内容包括：仪器设备的供应商、型号、序列号等信息，用户为验证其完整性而依据合同清单对货物进行清点的记录，安装验收报告以及实验室温、湿度等环境是否符合安装要求等资料。IQ 属于仪器设备首次验证的内容，需要由用户和供应商在新购置或安装的仪器设备正式投入使用前完成。

OQ 是指在所有仪器设备预期操作范围内，实验室都能提供文件化的正常操作鉴定过程材料。在 OQ 阶段，用户需要按照制定好的 OQ 规程对仪器设备的性能指标进行测试和判定，并进行规范化的记录，重点在于 OQ 规程的制定和记录表格的受控。仪器设备的 OQ 应按照一定的间隔周期重复测试，重新验证的频次取决于仪器设备本身的状态、仪器设备生产商的建议、实验室的使用经验和使用的程度。当仪器设备发生重大维修或事故后，在重新启用前应该进行 OQ。该项验证应由用户完成，而如采购供应商提供该项服务，应由用户对结果进行确认。

PQ 是指实验室提供文件化的鉴定过程，来表明仪器设备持续稳定运行且在一定时间内仪器性能参数再现性满足技术规范要求，包括标准样品的测试，仪器性能比对，良好的维护保养计划和实施方案、系统适用性实验等的规范化记录。在 PQ 期间，应对仪器设备性能进行日常检查或在每次使用仪器设备时进行检查，特别需要关注重要且最可能随时间发生变化

的性能参数，如液相色谱仪中的检测器基线噪音等。也可参考《中国药典》或 USP 所要求的系统适应性试验进行测试，以验证系统性能能否满足实验方法的要求。

（一） 性能验证与量值溯源的区别

性能验证与量值溯源既有相同点，又存在区别。虽然两者都是为了保障仪器设备在检验工作中的适用性、规范性和科学性，但量值溯源更侧重于保证检验数据在量值传递过程中的准确性、合法性和统一性，而性能验证则是指从仪器设备设计、安装、操作和性能等 4 个方面对其进行全过程的评价和规范记录，是仪器设备整体性能的综合反映，是确保仪器设备性能满足分析要求的评价标准。量值溯源是遵从《国际计量管理文件》执行的管理体系，是静态的周期计量；性能验证是遵从于美国 FDA、ICH 等国际药品监管协调机构制定的针对于药品管理的法规要求，是动态的，特别是 PQ 需要日常验证。在国内，量值溯源按照国家检定规程和校准规范，由国家法定计量部门进行检定或校准，属强制性要求；性能验证则多由仪器设备供应商按照自行制定的验证标准提供验证服务。从技术要求的角度来看，需要进行性能验证（4Q）的仪器设备种类更多，验证项目更加齐全，需要较多的资金和人力投入。而可以依据检定规程和校准规范进行量值溯源的仪器种类有限，其检定和校准项目不全面，标准要求相对宽泛，如药物溶出度仪等药品检验专用仪器，尚未制定国家检定规程和校准规范，无法实现量值溯源，必须通过性能验证反映仪器设备的适用性。

（二） 开展性能验证工作的重要性

1. 性能验证是检验数据结果准确性的保障

在化学分析方法和手段飞速发展的大背景下，大量化学分析已经转变为仪器分析。在药品检验领域，随着药品质量标准的不断提高，药品检验工作自身的科学性、可靠性和有效性越来越依赖于仪器设备，其目的是获得准确、可靠和稳定的数据及结果。虽然影响检验数据和结果的因素较多，例如分析方法的认证、系统适应性试验、质量控制检查等，但是在现代药品检验实验室中，仪器设备是开展检验工作不可或缺的工具和基础，无论是进行方法认证、证实系统适应性还是分析质量控制样品，必须首先进行仪器设备性能验证。

2. 性能验证是国内外药品监管法规和标准的具体要求

仪器设备性能验证是国内外相关法规和质量管理标准的要求。OMCL 颁布和实施了性能验证指导原则和高效液相色谱仪等六种分析仪器的性能验证规程；英国药物分析学组制定了关于分析仪器验证的意见书；英国政府化学家实验室（The Laboratory of the Government Chemist，LGC）制定了指导性文件和操作说明。世界多个发达国家在各自制定的药品相关质量管理规范中，均对检验用仪器设备确认和验证提出了要求。我国《药品生产质量管理规范》也对检验用仪器设备的确认和验证作了规定，并提出了相关要求。

3. 性能验证是 WHO 预认证检查的主要内容

世界卫生组织药品预认证项目（WHO 预认证），是国际上各个国家及有关组织对大宗药品进口采购的免检通行证，通过了世界卫生组织严格的实验室验证，其药品的质量能够得到保证。

仪器设备性能验证是 WHO 预认证检查的重要项目之一。以高效液相色谱仪为例，由于在药品检验中的广泛应用，高效液相色谱仪的性能验证成为 WHO 预认证的检查重点。在中国食品药品检定研究院、北京市药品检验所等国内药品检验机构接受 WHO 预认证指导过程中，均曾遇到过没有现行有效的性能验证技术标准可以遵循的困局。由于当时我国还未制定适合国情的高效液相色谱仪性能验证技术标准，只能参考 JJG705-2002《液相色谱仪检定规程》进行验证，而 WHO 预认证依据 OMCL 性能验证指导原则和高效液相色谱仪性能验证规程进行检查。性能验证技术标准不一致，造成了国内开展性能验证工作无法取得验证项目、验证方法以及判断标准的规范和统一，难以满足 WHO 预认证的相关要求。

二、制定仪器设备性能验证指导原则与技术标准

（一） 开展性能验证指导原则与技术标准研究的思路

关于性能验证指导原则的研究和论证，我国可以参考 USP〈1058〉、OMCL 性能验证指导原则等较为成熟的国际权威技术指南，对其中的要求和项目进行比较分析，结合我国《药品生产质量管理规范（2010 年修订）》、《实验室资质认定评审准则》和 ISO17025《检测和校程实验室能力的通用要求》等规范的相关要求进行编制起草工作，在药品检验机构和制药企业中进行广泛的论证和意见征询，通过专家委员会审议，报送国家食品药品监督管理总局批准。关于性能验证技术标准的研究和制定，药品检验机构可以联合计量检定机构和仪器设备制造商，对各制造商制定的性能验证技术标准，特别是 OQ 和 PQ 进行详细的技术比较和分析，结合 OMCL 性能验证相关技术标准、JJG705-2002《液相色谱仪检定规程》等国家计量检定规程以及《中国药典》等国内现行药品技术标准的要求，制定适合我国医药产业发展的性能验证技术标准。

（二） 开展性能验证指导原则与技术标准研究的重要意义

（1）通过建立性能验证指导原则和技术标准，构建药品检验用仪器设备性能验证的质量体系和管理规范。

（2）通过对高效液相色谱仪等仪器设备性能验证技术标准的研究和探索，积累经验，锻炼队伍，积极开展对外合作与交流，取得国际权威机构的认可，为国内药品检验机构、制药

企业和分析仪器制造企业参与国内外市场竞争提供技术指导和支持。

（3）高效液相色谱仪等高端分析仪器的性能验证标准和方法以及技术人员一直掌握在国外制造厂商手中，不仅造成了国内资金流失，更让仪器状态的评判标准掌握在国外大企业手中，不仅不利于市场竞争，标准的缺失也让国内使用单位在与国外企业发生经济纠纷时处于不利的位置。药品检验用仪器设备性能验证指导原则和技术标准的建立，可以有效地为分析仪器的使用、维修情况提供科学的判定标准，打破技术壁垒，维护我国药品研制机构、生产企业和检验机构的合法权益。

（4）伴随着国务院机构改革的深入，《关于整合检验检测认证机构的实施意见》已经国务院颁布。越来越多的检验认证机构会伴随着改革的深入走向市场，甚至是国际市场，提供包括性能验证在内的检验技术服务。如何规范、培育和监督检验技术服务市场，需要监管部门就准备和已经开展性能验证商业服务行为的机构、企业和个人进行准入资质认证和管理，制定相关管理规范和技术标准。这些工作都需要提前布局，开展立项研究和调研论证。

（5）制定性能验证指导原则和技术标准，建设我国仪器设备性能验证能力，将为规范性能验证技术服务市场、规范服务市场收费标准，降低国内制药企业、药品检验机构需承担的高昂验证费用，减少国内企业的经济负担，促进我国医药产业正常发展，提供有益的技术帮助。

（三） 自主开展仪器设备性能验证工作的可行性

根据我国目前药品检验机构的仪器设备装备水平和管理能力，我国药品检验机构已经具备自主开展仪器设备性能验证相关研究的能力和水平。以高效液相色谱仪为例，北京市药品检验所在参与 WHO 预认证专家指导期间，参考 OMCL 仪器设备性能验证技术标准中液相色谱仪性能验证规程和 JJG705-2002《液相色谱仪检定规程》，借鉴国外知名高效液相色谱仪制造厂商的 4Q 技术标准，充分考虑了《中国药典》和国家药品标准中有关方法的要求，对高效液相色谱仪性能验证技术标准进行了研究，并对操作人员进行了培训，配备了相关计量检测器具和标准物质，自主完成了高效液相色谱仪的性能验证工作，得到了 WHO 预认证辅导专家的好评。

综上所述，引进国际先进的 4Q 模型理论，可以帮助国内药品检验机构有效提升仪器设备质量控制和管理水平。提前布局，开展仪器设备性能验证工作方案的探索和论证，制定符合我国医药产业发展的药品检验用仪器设备性能验证原则和技术标准，以及符合国内外监管机构和权威组织的法规和认证要求，有助于提高我国药品研制、生产和检验机构的质量管理水平，保证药品安全和质量，更有助于规范日益增长的性能验证高技术服务市场，带动我国分析仪器行业的发展，是我国医药产业和仪器制造产业积极参加国际合作和竞争的重要技术保障。

参考文献

[1] 于志伟，袁静宇. 食品营养分析与检测 [M]. 北京：海洋出版社，2014.

[2] 陈信云，黄丽平. 中药学 [M]. 北京：中国医药科技出版社，2017.

[3] 王西，傅晶依，孙赫. 食品安全监督管理问题分析及其对策研究 [J]. 福建茶叶，2019，41（12）：227.

[4] 刘卫民. 食品安全的呼唤——绿色食品、有机（天然）食品 [J]. 福建茶叶，2019，41（10）：13.

[5] 易涛. 全面强化食品饮料加工生产的质量安全监管 [J]. 中国食品，2019（22）：124.

[6] 邹国红. 提高监管水平保障食品安全 [J]. 中国食品，2019（15）：122.

[7] 侯晓玉. 重视食品检验为食品安全保驾护航 [J]. 中国食品，2020（8）：107.

[8] 刘倩，申明月，张雅楠，等. 食品中几种营养成分对葡萄糖、半乳糖模型产生呋喃的影响 [J]. 食品与生物技术学报，2018，37（2）：131-137.

[9] 吴琦，高帅. 应用食品安全检测技术保障我国食品质量安全 [J]. 中国食品，2020（10）：116.

[10] 许东滨. 注重食品检测助力食品安全监管 [J]. 中国食品，2020（10）：108.

[11] 吴咏桦，刘威，刘沛. 应用食品分析检测新技术提升我国食品安全水平 [J]. 中国食品，2020（10）：112-113.

[12] 张纪云，张家忠. 临床基础检验 [M]. 南京：江苏凤凰科学技术出版社，2018.

[13] 瞿良，朱玉琨，王惠萱. 循证检验医学在现代临床检验工作中的应用 [J]. 中华检验医学杂志，2006，29（9）：857.

[14] 徐维家，王永安，韩宝祥. 血液促凝球的临床应用及评价 [J]. 临床检验杂志，2003，21（3）：171.

[15] 茅蔚，熊立凡. 血细胞分析仪技术性能的统计学评价 [J]. 中国卫生统计，2008，25（1）：110.

[16] 吴宗勇，齐军. 临床检验标本运输方式研究 [J]. 检验医学与临床，2020，17（12）：1633-1635.

［17］ 尹德珍. 临床检验中血细胞形态学检验的必要性研究 ［J］. 临床检验杂志（电子版），
　　　2020，9（3）：47-48.

［18］ 戴蔚荃，章玲，周长江，等. 药物专业实验课研究性教学的探索与实践 ［J］. 药学实践
　　　杂志，2012（04）：77-79.

［19］ 魏春华. 粪便检验技术研究进展 ［J］. 实用医学杂志，2008，24（005）：693-695.

［20］ 毛雪莲，李冬，朱晓华. 环境污染对人体健康的影响及对策研究进展 ［J］. 环境与可持
　　　续发展，2016，41（06）：127-129.

［21］ 黄家钿，李诚，杜宏，等. 卫生检验与检疫技术专业实践教学新模式的构建 ［J］. 中国
　　　卫生检验杂志，2013，23（16）：3302-3303+3306.

［22］ 张伟，张灵健，贾敏，等. 基于说明书的国产辅助性治疗药物分析 ［J］. 医药导报，
　　　2020，39（6）：880-883.

［23］ 魏春敏，陈镕，王玉，等. 新药临床药理学中关键转运体研究的重要价值 ［J］. 中国临
　　　床药理学杂志，2020，36（14）：1386-1391.

［24］ 宫景波. 浅谈公共场所卫生监督管理工作中存在的问题及应对策略 ［J］. 中国卫生产
　　　业，2019，16（27）：165-166.